L. Harms

Müssigbrodt/Kleinschmidt/Schürmann/Freyberger/Dilling

Psychische Störungen in der Praxis

Heidi Müssigbrodt, Silke Kleinschmidt,
Angela Schürmann, Harald J. Freyberger,
Horst Dilling

Psychische Störungen in der Praxis

Leitfaden zur Diagnostik und Therapie in der primären psychiatrisch-psychotherapeutischen Versorgung nach dem Kapitel V(F) der ICD-10 (PHC)

2., vollständig überarbeitete Auflage

Verlag Hans Huber
Bern • Göttingen • Toronto • Seattle

Adresse der Autor(inn)en:
Klinik für Psychiatrie
der medizinischen Hochschule zu Lübeck
WHO Collaborating Center for
Research and Training in Mental Health
Ratzeburger Allee 160
D-23538 Lübeck

Lektorat: Dr. Peter Stehlin
Herstellung: Peter E. Wüthrich
Umschlag: Atelier Mühlberg, Basel

Bibliografische Information der Deutschen Bibliothek
Die Deutsche Bibliothek verzeichnet diese Publikation in der Deutschen Nationalbibliografie; detaillierte bibliografische Daten sind im Internet über *http://dnb.ddb.de* abrufbar.

Anregungen und Zuschriften bitte an:
Verlag Hans Huber
Länggass-Strasse 76
CH-3000 Bern 9
Tel: 0041 (0)313004500
Fax: 0041 (0)313004593
E-Mail: verlag@hanshuber.com
Internet: http://verlag.hanshuber.com

1. Nachdruck 2003 der 2. Auflage 2000
2. Auflage 2000
1. Auflage 1996

Druck: AZ Druck und Datentechnik, Kempten
Printed in Germany
ISBN 3-456-83416-0

INHALTSVERZEICHNIS

VORWORT ZUR 2. AUFLAGE

Der 01.01.2000 markierte einen wichtigen Termin. Im Vorwort zur 1. Auflage wurde an dieser Stelle als Zeitpunkt der offiziellen Einführung der ICD-10 der 1. 1. 96 genannt. Dieser Termin wurde aber um 4 Jahre verschoben, so daß diese ersten Sätze zeitverschoben auch für die 2. Auflage zutreffen. An diesem Tage wurde die 10. Fassung der Internationalen Diagnosen-Klassifikation der Weltgesundheitsorganisation für die gesamte medizinische Versorgung in Deutschland eingeführt.

Dieses Klassifikationssystem ist das Resultat vieljähriger Arbeit zahlreicher Experten der WHO, die in Weiterführung früherer Ansätze, so besonders der ICD-9, in ein Klassifikationsschema für alle Bereiche der Medizin mündete. Dieses Gesamtverzeichnis aller medizinischen Diagnosen weist bezogen auf die Psychiatrie eine Besonderheit auf, daß nämlich hier allen Diagnosen eine Definition, d.h. ein erklärender Text, zugeordnet ist. Dieses gilt für keinen anderen Bereich der ICD-10. Damit wird der sicherlich besonders hoch einzuschätzende Schwierigkeitsgrad psychiatrischer Diagnostik betont.

In vielen Fällen wird die eher kurze Beschreibung, die von der WHO den psychiatrischen Diagnosen beigegeben ist, nicht ausreichen und besonders der „Nichtfacharzt", also der Allgemeinarzt, der Arzt in der primären Gesundheitsversorgung, aber auch andere Mitarbeiter im Gesundheitssystem werden sich eine einfache, gut verständliche Definition wünschen, die einerseits nicht die Komplexität der für den klinisch-psychiatrischen Gebrauch vorgesehenen diagnostischen Leitlinien aufweist, andererseits aber auch therapeutische Hinweise enthält. Dieses war der Grund, daß die WHO für Mitarbeiter in der primären Gesundheitsversorgung eine Kurzfassung mit nur 25 Diagnosen erarbeitete, die sogenannte ICD-10-PHC (Primary Health Care Version).

Vor der offiziellen internationalen Einführung der PHC durch die WHO wurde eine große internationale Feldstudie durchgeführt, an der eine Reihe von deutschen Zentren teilnahmen. Es stellte sich heraus, daß unter dem Zwang, in Zukunft vierstellig diagnostizieren zu müssen (die meisten der 25 PHC-Diagnosen sind nur 3-stellig), die 25-Diagnosenfassung der WHO nicht ausreichte. Aber auch viele der in der psychotherapeutischen Medizin gut ausgebildeten Allgemeinärzte sahen die PHC-Fassung als allzu reduktionistisch an. Wir haben uns deshalb entschlossen, die PHC-Fassung der WHO um zahlreiche weitere Diagnosen zu ergänzen und zusätzlich auch noch Besonderheiten der Versorgung in Deutschland zu berücksichtigen, so beispielsweise die gegenüber früher deutlich zurückgenommene Empfehlung zur Verschreibung von Benzodiazepinen, die von den Experten der WHO bislang noch großzügiger gesehen wurde.

Als Resultat unserer Arbeit legten wir 1996 ein kleines Werk vor, das gerade bei der Einführung der ICD-10 in den Praxen hilfreich sein sollte. Es enthält nicht nur die

Diagnostik in übersichtlicher Form nach Kriterien und Verlaufsgesichtspunkten, sondern auch Angaben zur Vorkommenshäufigkeit, zu Risikofaktoren sowie zur Differentialdiagnose, vor allem aber Hinweise zur Therapie und zum sonstigen Management von Kranken mit den angegebenen Diagnosen.

So hoffen wir, daß dieser Leitfaden auch in der aktualisierten 2. Auflage allen seinen Benutzern hilfreich zur Seite steht. Zugleich möchten wir alle diejenigen, die mit diesem Text arbeiten werden, bitten, mit Kritik, vielleicht auch mit gelegentlicher Zustimmung nicht zurückzuhalten und an den Verlag oder direkt an uns zu schreiben.

Parallel zu dieser 2. Auflage der erweiterten PHC wird von uns die Übersetzung der Original PHC publiziert. Auch dieser Text sollte für den deutschen Leser zugänglich sein: seine Praktikabilität wird auch diesem Bändchen Freunde gewinnen, sicherlich vor allem bei in der Primärversorgung Tätigen ohne den Anspruch auf die vollständige Klassifikation der psychischen Störungen, aber auch bei stärker an knappen praktischen Informationen Interessierten.

Es bleibt die angenehme Pflicht den teilnehmenden Zentren mit ihren Leitern/innen und Mitarbeitern/innen wie auch den an diesem Buch beteiligten Mitarbeitern/innen herzlich zu danken. Zu danken ist auch Herrn Dr. Stehlin vom Hans Huber Verlag Bern, der rasch in die Publikation einwilligte und sie seither mit viel Interesse begleitet hat.

Prof. Dr. Horst Dilling
ICD-10 Arbeitsgruppe des WHO -Kollaborationszentrums
für Forschung und Ausbildung in psychischer Gesundheit
Klinik für Psychiatrie und Psychotherapie
der Medizinischen Universität zu Lübeck
Ratzeburger Allee 160
D - 23538 Lübeck

DANKSAGUNG

Die Konzeptualisierung dieses Bandes geht nicht zuletzt auf Erfahrungen und Diskussionen im Rahmen der Feldstudie zur Einführung der ICD-10 PHC (Fassung für die primäre Gesundheitsversorgung) zurück. Wir möchten den Teilnehmerinnen und Teilnehmern an dieser Studie und insbesondere den Studienleiterinnen und Studienleitern an den nachfolgend aufgeführten beteiligten Zentren danken:

Frau Prof. Dr. E. Baum, Abteilung für Allgemeinmedizin, Klinikum der Philipps-Universität Marburg
Prof. Dr. O. Benkert, Prof. Dr. W. Maier, Psychiatrische Klinik und Poliklinik der Johannes-Gutenberg-Universität Mainz
Frau Prof. Dr. G. Fischer, Abteilung für Allgemeinmedizin im Zentrum Öffentliche Gesundheitspflege, Medizinische Hochschule Hannover
Prof. Dr. H. Katschnig, Ass. Prof. Univ. Doz. Dr. Ch. Simhandl, Universitätsklinik für Psychiatrie, Allgemeines Krankenhaus Wien
Prof. Dr. M. Krausz, Dr. Ch. Haasen, Psychiatrische und Nervenklinik, Universitäts-Krankenhaus Hamburg-Eppendorf
Prof. Dr. M. Linden, Dr. B. Ahrens, Psychiatrische Klinik und Poliklinik, Freie Universität Berlin
Prof. Dr. Dr. W. Schneider, Abteilung für Psychosomatik und Psychotherapeutische Medizin der Universität Rostock

Für die Durchsicht und inhaltliche Überarbeitung einzelner Abschnitte dieses Leitfadens danken wir:

Prof. Dr. V. Arolt, PD Dr. M. Driessen, Prof. Dr. T. Wetterling, Dr. K. Junghanns, Klinik für Psychiatrie der Medizinischen Universität zu Lübeck
Prof. Dr. O. Benkert, Psychiatrische Klinik und Poliklinik der Johannes-Gutenberg-Universität Mainz
Dr. B. Huhn, Itzehoe
Prof. Dr. U. Knölker, Poliklinik für Kinder- und Jugendpsychiatrie der Medizinischen Universität zu Lübeck
Prof. Dr. M. Krausz, Psychiatrische und Nervenklinik, Universitäts-Krankenhaus Hamburg-Eppendorf
PD Dr. W. Mombour, München
PD Dr. R.-D. Stieglitz, Abteilung Allgemeine Psychiatrie der Albert-Ludwigs-Universität Freiburg

Unser besonderer Dank gilt Frau K. Askerc und Frau B. Hepp, die im Rahmen ihrer Tätigkeit im Lübecker ICD-10 Projekt uns bei der Organisation und Durchführung der

ICD-10 PHC Feldstudie sowie der Gestaltung des vorliegenden Buches tatkräftig unterstützt haben.

Die vorstehende Danksagung entspricht der für die 1. Auflage des Buches und wurde ohne Änderungen von Titeln oder Dienstorten übernommen.

ALLGEMEINE EINFÜHRUNG UND BENUTZERHINWEISE

Das hier vorliegende Buch ist als Leitfaden für in der primären Gesundheitsversorgung Tätige konzipiert. Es soll den Umgang mit der diagnostischen Zuordnung psychischer Störungen nach der ICD-10 erleichtern und auf einfache, in der medizinischen Primärversorgung umsetzbare Therapiekonzepte hinweisen. Darüberhinaus stehen für interessierte oder in der Psychiatrie und Psychotherapie Erfahrene eine Reihe vertiefender Veröffentlichungen zur psychiatrischen Diagnostik und Therapie zur Verfügung, deren Kenntnis durch einen derart kurzgefaßten Leitfaden nicht ersetzt werden kann.

Hier wurde mit dem Ziel der übersichtlichen und in der alltäglichen Praxis handhabbaren Darstellung eine stichwortartige Kennzeichnung der psychischen Störungen gewählt. Der Aufbau der einzelnen Abschnitte gliedert sich bei allen psychischen Störungen in die Bereiche Symptomatik, diagnostische Kategorien, Differentialdiagnose und therapeutische Hinweise im Gespräch, zur Medikation und zu weiterführenden Maßnahmen. Unterschiedliche psychische Störungen wurden zusammenfassend beschrieben, wenn das therapeutische Vorgehen vergleichbar ist. In der allgemeinmedizinischen Versorgung eher seltene psychische Störungen wurden kurz und zum Teil auf die diagnostische Kennzeichnung beschränkt aufgeführt. Vor dem Hintergrund der offiziellen Einführung der ICD-10 in das deutsche Gesundheitswesen sind dennoch alle vierstelligen Kodierungen für psychische Störungen berücksichtigt worden, um den Benutzern dieses Buches eine den Anforderungen entsprechende Klassifizierung zu ermöglichen. Eine zusammenfassende Übersicht über alle vierstelligen Kategorien des Kapitels V (F) der ICD-10 ist im Anhang dargestellt.

Nicht in den einzelnen Abschnitten jeweils erneut aufgeführt ist die Möglichkeit, mit Hilfe der Kodierungen Fxx.8 (sonstige) und Fxx.9 (nicht näher bezeichnete) Restkategorien zu verschlüsseln. Sollten beispielsweise bei Vorliegen einer depressiven Symptomatik die spezifisch dargestellten diagnostischen Kriterien unter Berücksichtigung der Differentialdiagnosen nicht erfüllt sein oder anamnestisch nur unzureichende Informationen zu Symptomatik und Verlauf der Störung vorliegen, kann unter F32.9 (nicht näher bezeichnete depressive Episode) eine entsprechende Kodierung vorgenommen werden. Bezüglich der psychopharmakotherapeutischen Empfehlungen sind die vom Hersteller angegebenen Kontraindikationen, Dosierungsanleitungen und erforderlichen Kontrolluntersuchungen zu beachten. Im Anhang finden Sie die Handelsnamen der vorgeschlagenen Psychopharmaka. Es ist zu berücksichtigen, daß es sich dabei um Vorschläge zur medikamentösen Therapie handelt und im Rahmen dieses Leitfadens keine qualitativen Standards gesetzt werden können. Des weiteren sei ausdrücklich auf die Notwendigkeit hingewiesen, bei allen akuten, schweren, länger andauernden oder mit Suizidalität einhergehenden psychischen Störungen einen Facharzt für Psychiatrie hinzuzuziehen.

Zum Verständnis des vorliegenden Buches ist anzumerken, daß in der ICD-10 der Versuch einer deskriptiven, kriterienorientierten Diagnostik unternommen und auf die nosologische Zuordnung von psychischen Störungen weitgehend verzichtet wurde. Der Begriff „Störung" ersetzt den der psychischen Krankheit. Alle Störungen, die einer eindeutigen organischen Ursache im Sinne einer somatischen Krankheit zuzuordnen sind, sind im Abschnitt F0 zusammengefaßt. Der Abschnitt F1 beinhaltet alle Störungen durch psychotrope Substanzen. Die dritte Stelle zeigt die verwendete Substanz an (z.B. F10 Alkohol), während die vierte Stelle das vorliegende psychopathologische Syndrom kennzeichnet (z.B. F1x.4 Delir). F10.4 ist somit die Kodierung für ein Alkoholentzugsdelir. Der Ausdruck „psychotisch" wird im Abschnitt F2 im deskriptiven Sinne verwendet, um das Auftreten von Halluzinationen, wahnhaften Phänomenen oder bestimmten Formen schweren abnormen Verhaltens (z.B. ausgeprägte psychomotorische Erregung oder Hemmung) zu kennzeichnen. Besonders die Klassifikation der affektiven Störungen (F3) wurde durch das Prinzip, Störungen entsprechend ihrer Symptomatik zusammenzufassen, beeinflußt. Der Begriff der „endogenen" oder „neurotischen" Depression wird nicht mehr verwendet. Stattdessen werden in Abhängigkeit des Schweregrades verschiedene Formen depressiver Episoden aufgeführt unabhängig von ihrer Ätiologie. Die Dysthymia (F34.1) entspricht als chronisch depressive Verstimmung leichteren Ausmaßes mit fluktuierendem Verlauf am ehesten dem Begriff der „neurotischen Depression". Der Begriff der manisch-depressiven Erkrankung findet sich unter den bipolaren affektiven Störungen, wozu hier auch die monopolaren Manien zählen.

Die traditionelle Unterscheidung zwischen „Neurose" und „Psychose" wurde nicht beibehalten, wobei der Begriff „neurotisch" in Einzelfällen weiter erscheint, z.B. in der Überschrift des Abschnitts F4 (neurotische, Belastungs- und somatoforme Störungen). So ist das Konzept der „Angstneurose" in den Begriff der Angststörung eingegangen, ebenso die „Zwangsneurose" in den Begriff der Zwangsstörung und die „Konversionsneurose" in die dissoziativen Störungen. Derartige, synonym gebrauchte Begriffe sind in diesem Buch der neuen Terminologie in Klammern nachgestellt, z.B. F42 Zwangsstörung (Zwangsneurose). Reaktive, also mit belastenden Lebensereignissen verbundene psychische Störungen werden unter Anpassungsstörungen zusammengefaßt. Sogenannte „funktionelle" körperliche Beschwerden sind unter den somatoformen Störungen aufgeführt. Traditionell als „psychsomatisch" bezeichnete Erkrankungen sind neben den somatoformen Störungen (F45) insbesondere im Abschnitt F5 dargestellt. Besonders beachtet werden sollte in diesem Zusammenhang die Kategorie F54 (psychologische Faktoren und Verhaltensfaktoren bei andernorts klassifizerten Krankheiten). „Psychogenes Asthma" z.B. würde mit dieser Kategorie und der zusätzlichen Kodierung der körperlichen Störung (J45) gekennzeichnet werden. Eher dem traditionellen Begriff der „Charakterneurose" oder dem der „Psychopathien" entsprechen die im Abschnitt F6 aufgeführten Persönlichkeits- und Verhaltensstörungen. Der Abschnitt F7 beinhaltet die Intelligenzminderung unterschiedlichen Schweregrades. Die Abschnitte F8 (Entwicklungsstörungen) und F9 (Verhaltens- und emotionale Störungen mit Beginn in der Kindheit und Jugend) enthalten nur für die Kindheit und Jugend spezifische Störungen. Hingegen werden Störungen, die sowohl im Kindes- und Jugendalter als auch bei Erwachsenen auftreten, unter den entsprechenden Abschnitten F0 bis F7 klassifiziert.

Bisher im medizinischen Sprachgebrauch verwendete Umschreibungen psychischer Störungen sind demzufolge nicht ohne weiteres einzelnen diagnostischen Kategorien der ICD-10 zuzuordnen und sollten zugunsten einer einheitlichen Terminologie eher vermieden werden. Bei Begriffen wie „Hirnleistungsschwäche" oder „zerebrovaskulärer Insuffizienz" sollte geprüft werden, ob eine dementielle Erkrankung vorliegt und diese entsprechend klassifiziert werden. Leichtere kognitive Beeinträchtigungen organischer Genese können unter F06.7 (leichte kognitive Störung) verschlüsselt werden. „Hirnorganisches Psychosyndrom" ist ein unspezifischer Begriff für Störungen, bei denen eine organische Ursache angenommen wird, hier muß anhand der vorliegenden Symptomatik zumindest eine syndromale Zuordnung getroffen werden. Auch bei den Störungen durch psychotrope Substanzen, z.B. „Alkoholabusus", muß zwischen schädlichem Gebrauch (F1x.1) und Abhängigkeit (F1x.2) unterschieden werden, wobei in der Regel neben dem Trinkdruck und dem Kontrollverlust das Vorliegen körperlicher Entzugssymptome (z.B. morgendliches Händezittern, Übelkeit und Schwitzen bei Alkoholkonsum) auf eine bereits bestehende Abhängigkeit hinweist. Depressive Erkrankungen werden anhand ihres Schweregrades und ihres Verlaufs in leichte, mittelschwere und schwere depressive Episoden (F32) oder rezidivierende depressive Störungen (F33) unterteilt. Begriffe wie „depressive Erschöpfung", „endoreaktive Depression" oder „somatisierte Depression" werden in der ICD-10 nicht berücksichtigt. Bei derartigen Mischbildern sollte bei Überwiegen depressiver Symptome eine entsprechende Zuordnung zum Abschnitt F3 (affektive Störungen) oder aufgrund der charakteristischen Merkmale zum Abschnitt F4, z.B. Anpassungsstörungen wie die depressive Reaktion (F43), somatoforme Störungen (F45) oder Neurasthenie (F48), getroffen werden.

Prinzipiell gilt innerhalb der ICD-10 die Regel, so viele (aber auch nicht mehr) Diagnosen zu verschlüsseln, wie für die umfassende Beschreibung des klinischen Bildes erforderlich sind (Komorbiditätsprinzip der ICD-10). Wird mehr als eine Diagnose gestellt, sollte zwischen Haupt-, Ergänzungs- und Zusatzdiagnosen unterschieden werden. Die Hauptdiagnosen unterteilt man in die meist an den Anfang gestellte Aktualdiagnose, die den Anlaß zur Konsultation oder stationären Einweisung bildet, und die Basisdiagnose als Kodierung der Grundstörung. Beispiel: Alkoholabhängigkeitssyndrom F10.2 (Aktualdiagnose) bei paranoider Schiophrenie F20.0 (Basisdiagnose). In einigen Fällen kann es aber auch sinnvoll sein, unter Berücksichtigung der gesamten Vorgeschichte eines Patienten als erste Hauptdiagnose eine Lebenszeitdiagnose zu stellen, z.B. organische Persönlichkeitsstörung (F07.0) als Basisdiagnose und eine Anpassungsstörung (F43.2) als Aktualdiagnose bei einem Patienten, der bei langjährig bestehendendem Frontalhirnsyndrom nach Meningeomoperation in einer akuten Lebenskrise in stationäre Behandlung eingewiesen wird. Als somatische Zusatzdiagnose würde man in diesem Fall den Zustand nach Meningeomoperation mit der somatischen Kodierung (D32) verschlüsseln; als weiteren sozialen Zusatz könnte man z.B. Arbeitslosigkeit (Z56.0) verschlüsseln. Als psychiatrische Ergänzungsdiagnosen können von der Aktual- und Basisdiagnose unabhängige Störungen kodiert werden (z.B. sexuelle Funktionsstörung F52.2). In Zweifelsfällen empfiehlt es sich, die psychiatrischen Diagnosen in der numerischen Reihenfolge entsprechend der nachfolgenden Übersicht diagnostischer Kategorien zu stellen.

Hinzuweisen bleibt auf die weiterführende Literaur. Neben der ICD-10 Fassung für die primäre Gesundheitsversorgung (WHO 2000), an die sich dieser Band anlehnt, wurden von der Weltgesundheitsorganisation weitere Fassungen der ICD-10 bzw. Begleitmaterialien veröffentlicht. So wurden für den klinisch-psychiatrischen Gebrauch die klinisch-diagnostischen Leitlinien entwickelt, in der die diagnostischen Kategorien am umfassendsten kommentiert werden. Vor allem für wissenschaftliche Zwecke wurden die Forschungskriterien publiziert, in denen präzise Definitionen für die einzelnen diagnostischen Kategorien gegeben werden. Ein Lexikon psychopathologischer Grundbegriffe mit einer genaueren Erläuterung der in der ICD-10 verwendeten Termini soll im kommenden Jahr erscheinen. Darüberhinaus liegen eine Reihe weiterer, in der Literaturübersicht genannter Materialien vor, die die Anwendung der ICD-10 erleichtern sollen: Referenztabellen zwischen ICD-9 und ICD-10, diagnostische Erhebungsinstrumente (strukturierte und standardisierte Interviews und sog. Symptomchecklisten), Fallbücher mit Kasuistiken sowie Übersichtsbände, in denen das inhaltliche und formale Umfeld der ICD-10 Diagnostik kritisch dargestellt wird.

LITERATUR

Benkert O, Hippius H: Psychiatrische Pharmakotherapie. 6. Auflage, Springer, Berlin 1996

Dilling H (Hrsg.): Psychiatrische Klassifikation. In: Helmchen H, Henn F, Lauter H, Sartorius N (Hrsg.): Psychiatrie der Gegenwart Bd. 2, 4. Auflage, Springer, Berlin 1999.

Dilling H, Freyberger H J (Hrsg.): Taschenführer zur Klassifikation psychischer Störungen. Weltgesundheitsorganisation. Huber, Bern 1999

Dilling H, Schulte-Markwort E, Freyberger HJ (Hrsg.): Von der ICD-9 zur ICD-10. Neue Ansätze der Diagnostik psychischer Störungen in der Psychiatrie, Psychosomatik und Kinder- und Jugendpsychiatrie. Huber, Bern 1994

DIMDI (Hrsg.): Internationale statistische Klassifikation der Krankheiten und verwandter Gesundheitsprobleme. 10. Revision. Bd.1, Bd. 2/3, Huber, Bern 1994

Freyberger HJ, Dilling H (Hrsg.): Das Fallbuch Psychiatrie – Kasuistiken zum Kapitel V der ICD-10. Huber, Bern 1993

Freyberger HJ, Schulte-Markwort E, Dillung H: Referenztabellen der WHO zum Kapitel V (F) der 10. Revision der Internationalen Klassifikation der Krankheiten (ICD-10): ICD-9 vs. ICD-10. Fortschritte der Neurologie und Psychiatrie 61 (1993) 109–127

Freyberger HJ, Schulte-Markwort E, Dillung H: Referenztabellen der WHO zum Kapitel V (F) der 10. Revision der Internationalen Klassifikation der Krankheiten (ICD-10): ICD-10 vs. ICD-9. Fortschritte der Neurologie und Psychiatrie 61 (1993) 128–143

Stieglitz RD, Freyberger HJ: Klassifikation und diagnostischer Prozeß. In: Freyberger HJ, Stieglitz RD: Kompendium der Psychiatrie und Psychotherapie. Karger, Basel 1995

Weltgesundheitsorganisation: Internationale Klassifikation psychischer Störungen. ICD-10, Kapitel V (F), Forschungskriterien. Dilling H, Mombour W, Schmidt MH, Schulte-Markwort E (Hrsg.) Huber, Bern 1994

Weltgesundheitsorganisation: Internationale Klassifikation psychischer Störungen. ICD-10, Kapitel V (F), Klinisch-diagnostische Leitlinien. 3. Aufl. Dilling H, Mombour W, Schmidt MH (Hrsg.), Huber, Bern 1999

Weltgesundheitsorganisation: Die vielen Gesichter der psychischen Störungen. ICD-10 Falldarstellungen. Üstün TB, Bertelsen A, Dilling H, van Drimmelen J, Pull C, Okasha A, Sartorius N (Hrsg.), Huber, Bern 2000

ÜBERSICHT ÜBER DIE ZWEISTELLIGEN DIAGNOSTISCHEN KATEGORIEN

F0	organische, einschließlich symptomatischer psychischer Störungen
F1	psychische und Verhaltensstörungen durch psychotrope Substanzen
F2	Schizophrenie, schizotype und wahnhafte Störungen
F3	affektive Störungen
F4	neurotische, Belastungs- und somatoforme Störungen
F5	Verhaltensauffälligkeiten mit körperlichen Störungen und Faktoren
F6	Persönlichkeits- und Verhaltensstörungen
F7	Intelligenzminderung
F8	Entwicklungsstörungen
F9	Verhaltens- und emotionale Störungen mit Beginn in der Kindheit und Jugend

F0 ORGANISCHE, EINSCHLIESSLICH SYMPTOMATISCHER PSYCHISCHER STÖRUNGEN

- psychische Störungen mit nachweisbarer organischer Ätiologie (zerebrale Erkrankung oder Schädigung, die zu einer Hirnfunktionsstörung führt)

- Unterscheidung in primäre, also das Gehirn direkt betreffende, und sekundäre (symptomatische) Funktionsstörungen, die das Gehirn als eines von mehreren Körpersystemen zugleich oder auch zeitlich nachrangig betreffen

- das dementielle Syndrom (F00-F03) als chronisch fortschreitender, gelegentlich auch reversibler Prozeß betrifft als Folge einer Gehirnkrankheit mehrere höhere kortikale Funktionen einschließlich Gedächtnis, Sprache und Handeln

- das organische amnestische Syndrom (F04) ist Folge einer Gehirnerkrankung, die vor allem bilateral dienzephale und mediotemporale Strukturen betrifft, mit Beeinträchtigung des Kurz- und Langzeitgedächtnisses; eine Rückbildung ist möglich

- das Delir (F05) ist ein ätiologisch unspezifisches Syndrom mit qualitativer Störung des Bewußtseins, mit Störung der Aufmerksamkeit, des Immediat- und Kurzzeitgedächtnisses, mit Desorientiertheit zu Zeit, Ort und Person, mit Störungen der Psychomotorik und des Schlaf-Wach-Rhythmus von unterschiedlicher Dauer und Schwere

- unter F06 (andere psychische Störungen aufgrund einer Schädigung oder Funktionsstörung des Gehirns oder einer körperlichen Erkrankung) und F07 (Persönlichkeits- und Verhaltensstörungen aufgrund einer Krankheit, Schädigung oder Funktionsstörung des Gehirns) werden unspezifische psychopathologische Syndrome zusammengefaßt, die in nachweisbarem Zusammenhang mit einer zerebralen Erkrankung oder Schädigung stehen

- bei sekundären symptomatischen Hirnfunktionsstörungen Kennzeichnung der zugrundeliegenden Erkrankung durch eine zusätzliche Kodierung aus einem der somatischen Kapitel

- Verschlüsselung von Störungen infolge von Alkohol- oder Substanzgebrauch im Abschnitt F1

F00-F03 Demenz

Symptomatik

- Patienten klagen über vermehrte Vergeßlichkeit oder Stimmungsschwankungen, von manchen wird die Gedächtnisstörung selbst nicht wahrgenommen
- Angehörige berichten über ein Nachlassen des Gedächtnisses, eine Änderung der Persönlichkeit oder des Verhaltens, in späteren Stadien über Verwirrtheit, Umtriebigkeit und Inkontinenz
- auch nachlassende Körperhygiene kann bei älteren Menschen Zeichen einer Demenz sein
- psychopathologisch Störung des Gedächtnisses und anderer kognitiver Fähigkeiten, z.B. Urteilsvermögen; Auftreten von Apraxie und Aphasie
- Verminderung der Affektkontrolle, des Antriebs oder Vergröberung des Sozialverhaltens
- Patienten können trotz erheblicher Gedächtnisstörungen in kurzen Kontakten aufmerksam und situationsadäquat wirken
- Mindestdauer 6 Monate vor sicherer Diagnosestellung
- einfache klinische „Tests" zur Überprüfung des Gedächtnisses: 3 bekannte Begriffe (z.B. Apfel, Tisch, Pfennig) nennen und nach 3 Minuten wiederholen lassen; die Wochentage in umgekehrter Reihenfolge aufzählen lassen; nach Vorgabe eines Kreises Ziffernblatt einer Uhr aufmalen lassen

Diagnostische Kategorien

F00 Demenz bei Alzheimer-Krankheit (G30.x)
Primär degenerative zerebrale Erkrankung mit unbekannter Ätiologie und charakteristischen neuropathologischen und neurochemischen Merkmalen. Der Beginn ist meist schleichend bei progredientem Verlauf über mehrere Jahre.

F00.0 Demenz bei Alzheimer-Krankheit mit frühem Beginn (G30.0)
Beginn vor dem 65. Lebensjahr, rasche Verschlechterung

F00.1 Demenz bei Alzheimer-Krankheit mit spätem Beginn (G30.1)
Beginn nach dem 65. Lebensjahr, langsame Verschlechterung

F00.2 Demenz bei Alzheimer-Krankheit, atypische oder gemischte Form (G30.8) atypische Merkmale oder Mischform von früh und spät beginnendem Typ oder Alzheimer und vaskulärer Demenz

F01 vaskuläre Demenz (arteriosklerotische Demenz)
Ergebnis einer Infarzierung des Gehirns als Folge einer vaskulären Erkrankung, einschließlich der zerebrovaskulären Hypertonie. Klinisch oft wellenförmiger Verlauf. Fokale neurologische Ausfälle.

F01.0 vaskuläre Demenz mit akutem Beginn
rasche Entwicklung nach einer Reihe von Schlaganfällen oder selten nach einem einzigen großen Infarkt oder einer massiven Blutung

F01.1 Multiinfarktdemenz
allmählicher Beginn nach mehreren vorübergehenden ischämischen Episoden (TIA); lakunäre Infarkte im Hirngewebe; zwischenzeitlich Phasen von Besserung möglich

F01.2 subkortikale vaskuläre Demenz
anamnestisch Hypertonie; Vorliegen ischämischer Läsionen im Marklager bei intakter Hirnrinde
(synonym: M. Binswanger, subkortikale arteriosklerotische Enzephalopathie)

F01.3 gemischte (kortikale und subkortikale) vaskuläre Demenz

F02 Demenz bei sonstigen andernorts klassifizierten Krankheiten

Formen der Demenz, denen eine andere Ursache als ein M. Alzheimer oder eine zerebrovaskuläre Erkrankung zugrundeliegt.

F02.0 Demenz bei Pick-Krankheit (G31.0)
Frontalhirnsymptome mit Euphorie, Verhaltensstörungen, Unruhe oder Apathie, Aphasie; langsam progredienter Verlauf

F02.1 Demenz bei Creutzfeldt-Jakob-Krankheit (A81.0)
rasche Progredienz, neurologische Symptome, Aphasie, Visusstörungen, EEG mit triphasischen Wellen

F02.2 Demenz bei Huntington-Krankheit (G10)
subkortikale Funktionsstörungen, choreatiforme Bewegungen, Gangstörungen, positive Familienanamnese

F02.3 Demenz bei Parkinson-Krankheit (G20)

F02.4 Demenz bei Krankheit durch das Humane-Immundefizienz-Virus (HIV) (B22.0)

F02.8 Demenz bei sonstigen andernorts klassifizierten Krankheiten

F03 nicht näher bezeichnete Demenz

Differentialdiagnose

- schwere depressive Erkrankungen (F3) können Merkmale einer Demenz zeigen wie Gedächtnisstörung, Denkverlangsamung und Mangel an Spontanität (Pseudodemenz)
- Medikamente oder Alkohol (F1) können Gedächtnis und Konzentration beeinträchtigen

- eine plötzlich auftretende Verschlechterung kann auf eine körperliche Erkrankung oder auf durch Medikamente induzierte Intoxikationserscheinungen hinweisen
- bei Verwirrtheit, Desorientiertheit, rasch wechselnden Aufmerksamkeits- und Verhaltensänderungen siehe F05 (Delir)
- Abgrenzung zur Intelligenzminderung (F7) oder mangelnder Bildung

Therapeutische Hinweise

Im Gespräch

- Angehörigen den Unterschied zwischen „physiologischer" Gedächtnisverschlechterung im Alter und dementieller Entwicklung erläutern
- Einschätzung der Fähigkeit des Patienten, alltägliche Verrichtungen (z.B. Kochen, Einkaufen) auszuführen, ohne sich zu gefährden (auch fremdanamnestische Angaben hierzu berücksichtigen)
- ständig verfügbare Gedächtnisstützen und Merkhilfen zu Zeit und Ort reduzieren das Ausmaß der Verwirrtheit
- bei leichteren Gedächtnisstörungen Anleitung zum Training kognitiver Funktionen
- für ausreichende körperliche Bewegung sorgen
- Ortswechsel, körperliche Erkrankungen oder seelische Belastungen können die Verwirrtheit steigern
- Diskussion und Akzeptanz des Entlastungsbedürfnisses der betreuenden Angehörigen
- Angehörigen erklären, daß auffällige Verhaltensänderungen (z.B. paranoides Verhalten) aus der Erkrankung resultieren
- juristische und finanzielle Angelegenheiten sollten frühzeitig geregelt werden (z.B. Vollmachten, Anregung einer Betreuung, Testament)
- Unterstützung durch Haushaltshilfe, Gemeindepflege, tagesklinische Angebote oder Heimunterbringung

Medikation

- Acetylcholinesterasehemmer wie Tacrin und Donepezil können besonders in den frühen und mittleren Stadien den Verlauf des dementiellen Abbaus verzögern
- Nootropika (z.B. Dihydroergotoxin, Ginkgo biloba, Nimodipin) als ursächlich wirksame Therapie dementieller Syndome sind umstritten
- bei vaskulärer Demenz konsequente Behandlung der Risikofaktoren (z.B. arterieller Hypertonus) zur Verhinderung der Progredienz; bei Multiinfarktdemenz Rezidivprophylaxe mit Acetylsalicylsäure 100 mg tgl.
- symptomatische Therapie mit niedrigdosierten Neuroleptika, z.B. Haloperidol 0.5–1 mg bis zu 2mal tgl. oder Melperon 25 mg bis zu 4mal tgl. bei Unruhezuständen; bei begleitender depressiver Verstimmung Gabe von nicht anticholinerg wirksamen Antidepressiva wie z.B. Fluoxetin.
- Vermeiden von Medikamenten wie Sedativa und Hypnotika (negativer Einfluß auf kognitives Leistungsvermögen, Sturzgefahr)

Weitere Maßnahmen

- fachärztliche Abklärung und ggfs. Therapie spezifischer Krankheitsursachen wie z.B. Subduralhämatom, Vitamin B12- oder Folsäuremangel, Normaldruckhydrocephalus, Syphilis, HIV assoziierte Erkrankungen
- stationäre Behandlung oder Unterbringung in einem Pflegeheim bei unkontrollierbaren Unruhezuständen oder bei Überforderung der betreuenden Angehörigen
- Anregung einer Betreuung, besonders auch im Falle zu erwartender Vermögensauseinandersetzungen

F04 Organisches amnestisches Syndrom, nicht alkohol- oder substanzbedingt

(amnestisches oder dysmnestisches Zustandsbild, nicht alkoholbedingtes Korsakow Syndrom)

Symptomatik

- reduzierte Fähigkeit, neues Material zu erlernen (Kurzzeitgedächtnisstörung), führt häufig zu zeitlicher und örtlicher Desorientiertheit
- Störung des Zeitgefühls mit verminderter Fähigkeit, sich an vergangene Erlebnisse in chronologischer Reihenfolge zu erinnern (Zeitgitterstörung)
- Patienten füllen Gedächtnislücken häufig mit Konfabulationen
- Mangel an Einsichtsfähigkeit und affektive Veränderungen (Apathie, Entschlußlosigkeit) können zusätzlich auftreten
- keine quantitativen Bewußtseins- und Auffassungsstörungen, Immediatgedächtnis erhalten (unmittelbare Wiedergabe, z.B. Zahlennachsprechen, ist ungestört)
- Nachweis eines Insults oder einer Hirnerkrankung (insbesondere bilateral in den dienzephalen und mediotemporalen Strukturen oder im Hippokampus)

Differentialdiagnose

- Ausschluß eines alkohol- oder substanzbedingten Korsakow-Syndroms (F1x.6)
- amnestische Zustände können auch psychogen (dissoziativ) bedingt sein (siehe F44)
- Ausschluß anderer organischer Syndrome mit auffälligen Gedächtnisstörungen (z.B. Delir (F05) oder Demenz (F00-F03)
- auch Depressionen können das Gedächtnis beeinträchtigen (siehe F3)

Therapeutische Hinweise (siehe auch Demenz F00-F03)

Im Gespräch

- in Abhängigkeit von der zugrundeliegenden Erkrankung kann eine Besserung möglich sein

Medikation

- Behandlung der Grunderkrankung
- Vermeiden von Medikamenten, die eine Amnesie bewirken können, insbesondere von Benzodiazepinen
- bei Unruhe Gabe niedrigpotenter Neuroleptika, z.B. Melperon 25 mg bis zu 4mal tgl.

Weitere Maßnahmen

- bei akutem Auftreten (V.a. Wernicke-Enzephalopathie) stationäre Einweisung und hochdosierte intravenöse Gabe von Vitamin B1

F05 Delir, nicht alkohol- oder substanzbedingt
(akuter oder subakuter Verwirrtheitszustand)

Symptomatik

- plötzliches Auftreten der Symptomatik mit wechselnder Ausprägung im Tagesverlauf
- Patienten erscheinen verwirrt (Desorientiertheit, inkohärenter Gedankengang, unzusammenhängende Sprache) und in ihrem Auffassungsvermögen beeinträchtigt (Immediatgedächtnis gestört, z.B. Zahlennachsprechen)
- später Amnesie für den Zeitraum des Delirs
- häufig begleitet von emotionaler Erregung, psychomotorischer Unruhe, (meist optischen) Halluzinationen und flüchtigen Wahnideen, Mißtrauen und Rückzu von anderen
- bei älteren oder dementen Patienten können bereits geringfügige Einflüsse (Medikamentenumstellung, harmlose Infekte, Narkose) ein Delir auslösen

Diagnostische Kategorien

F05.0	**Delir ohne Demenz**
F05.1	**Delir bei Demenz**

Differentialdiagnose

- Diagnostik und Behandlung möglicher körperlicher Ursachen, wie beispielsweise:
  - neurologische Erkrankungen, z.B. Enzephalitis
  - Infektionen
  - Stoffwechselstörungen (z.B. Lebererkrankungen, Dehydratation)
  - kardiovaskuläre Erkrankungen
- Ausschluß alkohol- oder substanzbedingter deliranter Syndrome (F1x.4)
- Abgrenzen von anderen Störungen mit psychotischen Symptomen (F2) sowie einer Demenz (F00-F03)

Therapeutische Hinweise

Im Gespräch
- ständig verfügbare Gedächtnisstützen und Merkhilfen zu Zeit und Ort können das Ausmaß der Verwirrtheit reduzieren
- unterstützende Zuwendung durch vertraute Menschen
- Einleiten von Maßnahmen zum Schutz des Patienten davor, sich selbst und anderen Schaden zuzufügen (z.B. Entfernen potentiell gefährlicher Gegenstände, falls erforderlich Fixierung unter Gewährleistung einer kontinuierlichen Überwachung)

Medikation

- kausale Therapie (z.B. Absetzen anticholinerg wirksamer Pharmaka, wie trizyklische Antidepressiva oder Neuroleptika)
- Flüssigkeits- und Elektrolytsubstitution, Kontrolle des Blutzuckers, Herz-Kreislaufüberwachung, ggfs. Magenschutz, Pneumonie- und Thromboseprophylaxe
- falls zur Sedierung erforderlich, niedrigpotente Neuroleptika (vom Butyrophenontyp), z.B. Melperon 50 mg bis zu 3mal tgl., oder Gabe von Benzodiazepinen, z.B. Diazepam 5 mg bis zu 3mal tgl.
- bei Erregungszustand oder psychotischen Symptomen Gabe von hochpotenten Neuroleptika, z.B. Haloperidol 1-5 mg oral bis zu 3mal tgl. oder als Injektion bis zu 3mal tgl. 5 mg i.v. oder i.m.

Weitere Maßnahmen

- bei trotz der o.g. Maßnahmen andauernder Symptomatik Hinzuziehen eines Facharztes
- bei ausgeprägter psychomotorischer Unruhe oder Erregung sowie körperlichen Erkrankungen als Ursache des Delirs ist meist die Krankenhauseinweisung notwendig
- in der Klinik ggfs. Gabe von Clomethiazol (Nebenwirkungen, Suchtpotential)

F06 andere psychische Störungen aufgrund einer Schädigung oder Funktionsstörung des Gehirns oder einer körperlichen Erkrankung

Symptomatik

- unterschiedliche psychopathologische Syndrome, wie unter den diagnostischen Kategorien spezifiziert, die in nachweisbarem zeitlichen Zusammenhang mit einer Hirnfunktionsstörung oder einer körperlichen Erkrankung (besonders metabolische und endokrine Störungen) auftreten
- Rückbildung der psychischen Störung nach Besserung der zugrundeliegenden Erkrankung

Diagnostische Kategorien

F06.0 organische Halluzinose
ständige oder wiederholt auftretende optische oder akustische Halluzinationen

F06.1 organische katatone Störung
verminderte (Stupor) oder gesteigerte (Erregung) psychomotorische Aktivität; Negativismus

F06.2 organische wahnhafte (schizophreniforme) Störungen
anhaltende oder wiederholt auftretende Wahnideen, evtl. begleitet von Halluzinationen

F06.3 organische affektive Störungen
affektive Veränderungen (depressiv, hypomanisch, manisch oder wechselnd) mit entsprechender Veränderung der Aktivitätslage (siehe F30-F32)

F06.4 organische Angststörung
Merkmale einer generalisierten Angststörung (F41.1) oder Panikstörung (F41.0)

F06.5 organische dissoziative Störung
Merkmale einer dissoziativen Störung (F44)

F06.6 organische emotional labile (asthenische) Störung
Affektdurchlässigkeit oder -labilität mit verminderter emotionaler Kontrolle, Ermüdbarkeit, körperliche Mißempfindungen und Schmerzen

F06.7 leichte kognitive Störung
Gedächtnis- und Konzentrationsstörungen, Lernschwierigkeiten und erhöhte Ermüdbarkeit geringen Schweregrades

Differentialdiagnose

- ergibt sich jeweils zwischen organisch bedingtem Syndrom und den an anderer Stelle beschrieben Störungen (F2-F4) mit gleicher psychopathologischer Symptomatik

Therapeutische Hinweise (siehe auch unter den an anderer Stelle (F2-F4) spezifizierten Therapiehinweisen)

Im Gespräch

- Zusammenhang zwischen der zugrundeliegenden körperlichen Erkrankung und den psychischen Symptomen aufzeigen
- Verdeutlichen, daß sich die psychischen Beschwerden nach Behandlung der ursächlichen Erkrankung bessern

Medikation

- Behandlung der organischen Grunderkrankung, wie z.B. Hypo- oder Hyperthyreose, Phäochromozytom, Cushing Syndrom, M. Addison, Porphyrie, M. Wilson
- symptomatische medikamentöse Therapie wie unter den an anderer Stelle (F2-F4) beschriebenen Störungen gleicher psychopathologischer Symptomatik

Weitere Maßnahmen

- Patienten mit diesen in der Regel schweren körperlichen Erkrankungen und begleitenden psychischen Störungen sind im ambulanten Rahmen oft schwer führbar, deshalb fachärztliche Vorstellung und ggfs. stationäre Einweisung zur Diagnostik und Einleitung einer geeigneten Therapie

F07 Persönlichkeits- und Verhaltensstörungen aufgrund einer Krankheit, Schädigung oder Funktionsstörung des Gehirns
(z.B. organische Wesensänderung)

Symptomatik

- unterschiedliche psychiatrische und neuropsychiatrische Syndrome, wie unter den diagnostischen Kategorien spezifiziert, die in nachweisbarem zeitlichen Zusammenhang mit einer Hirnschädigung oder -funktionsstörung stehen
- bei einer organischen Persönlichkeitsstörung nimmt die Fähigkeit ab, Bedürfnisse aufzuschieben und zu kontrollieren, es kann zu emotionaler Labilität mit Euphorie, Reizbarkeit oder Apathie, inhaltlichen (Mißtrauen, paranoide oder überwertige Ideen) und formalen (Begriffsunschärfe, Umständlichkeit) Denkstörungen sowie zu einem veränderten Sexualverhalten kommen

Diagnostische Kategorien

F07.0 organische Persönlichkeitsstörung (z.B. Frontalhirnsyndrom)
anhaltende Veränderung gegenüber dem prämorbiden Verhalten, besonders die Äußerung von Affekten, Bedürfnissen, Impulsen und das Sexualverhalten betreffend mit Beeinträchtigung kognitiver Fähigkeiten

F07.1 postenzephalitisches Syndrom
oft reversible Verhaltensänderungen mit neurologischen Symptomen nach einer Enzephalitis

F07.2 organisches Psychosyndrom nach Schädelhirntrauma
anamnestisch Schädelhirntrauma mit Bewußtlosigkeit; gekennzeichnet durch Kopfschmerzen, Schwindel, Erschöpfung, Reizbarkeit, Konzentrations- und Gedächtnisstörungen, Schlafstörungen und verminderte Belastbarkeit für Streß, emotionale Reize oder Alkohol

Differentialdiagnose

- abzugrenzen von Persönlichkeits- (F6) oder neurotischen Störungen (F4) nichtorganischer Genese, die nach einer zerebralen Schädigung oder Funktionsstörung nur akzentuierter erscheinen (Fremdanamnese)

Therapeutische Hinweise

Im Gespräch

- Bedeutung der zerebralen Erkrankung oder Schädigung für die Lebensführung des Patienten anerkennen, andererseits keine psychische Fixierung auf dieses Ereignis fördern
- nach vorübergehender Entlastung und Schonung allmähliche Wiederaufnahme gewohnter Aktivitäten, z.B. schrittweise Wiedereingliederung am Arbeitsplatz

Medikation

- sofern erforderlich, symptomatische Therapie mit eher niedrigdosierter Gabe von Neuroleptika, z.B. Melperon 25 mg bis zu 4mal tgl., oder sedierenden Antidepressiva, z.B. Doxepin 25-150 mg tgl. in einschleichender Dosierung
- pflanzliche Präparate, z.B. Johanniskrautextrakt, bei leichteren Beschwerden
- Gabe von Benzodiazepinen vermeiden

Weitere Maßnahmen

- begleitende Psychotherapie, z.B. Verhaltenstherapie
- bei fortbestehenden neurologischen Ausfällen entsprechende Therapie, z.B. Krankengymnastik, logopädische Übungen
- nach erfolgloser, gegebenenfalls auch stationärer Behandlung bei schweren anhaltenden körperlichen und psychischen Defiziten Rentenantrag, ggfs. auf Zeit

F1 PSYCHISCHE UND VERHALTENSSTÖRUNGEN DURCH PSYCHOTROPE SUBSTANZEN

- psychische Störungen aufgrund eigen- oder fremdanamnestisch nachweisbarem Substanzgebrauch

- die dritte Stelle kennzeichnet die Substanz, die vierte (und u. U. fünfte) Stelle bezeichnet das klinische Erscheinungsbild

- bei Gebrauch mehrerer Substanzen sollten diese einzeln verschlüsselt werden; in die Hauptdiagnose sollte die Substanz mit der für die aktuelle Behandlung größten Relevanz eingehen

- wenn eine wahllose Einnahme multipler Substanzen vorliegt oder diese untrennbar miteinander vermischt sind, sollte die Kodierung F19 (multipler Substanzgebrauch) verwendet werden

- der Mißbrauch nicht abhängigkeitserzeugender Substanzen wird unter F55 (siehe dort) kodiert

- delirante Syndrome bei älteren Patienten aufgrund nicht abhängigkeitserzeugender Substanzen werden unter F05 verschlüsselt

Psychotrope Substanzen

F10	Störungen durch Alkohol
F11	Störungen durch Opioide
F12	Störungen durch Cannabinoide
F13	Störungen durch Sedativa oder Hypnotika
F14	Störungen durch Kokain
F15	Störungen durch andere Stimulantien einschließlich Koffein
F16	Störungen durch Halluzinogene
F17	Störungen durch Tabak
F18	Störungen durch flüchtige Lösungsmittel
F19	Störungen durch multiplen Substanzgebrauch und Konsum sonstiger psychotroper Substanzen

Klinische Erscheinungsbilder

F1x.0	akute Intoxikation
F1x.1	schädlicher Gebrauch
F1x.2	Abhängigkeitssyndrom
F1x.3	Entzugssyndrom
F1x.4	Entzugssyndrom mit Delir
F1x.5	psychotische Störung
F1x.6	amnestisches Syndrom
F1x.7	Restzustand und verzögert auftretende psychotische Störung

F10 Störungen durch Alkohol

Symptomatik

Hinweisend auf das Vorliegen eines schädlichen Konsums sind

- Klagen über psychische (depressive Verstimmung, Nervosität, Schlafstörungen) oder körperliche Beschwerden (Magenschmerzen, Übelkeit, Gangstörungen) in Zusammenhang mit vermehrtem Alkoholkonsum, der von Patienten häufig nicht als ursächlicher Faktor angegeben oder auch bagatellisiert wird
- Unfälle oder Verletzungen in Zusammenhang mit dem Alkoholkonsum
- rechtliche oder soziale Probleme durch den Alkoholkonsum (Schwierigkeiten in der Partnerschaft, Probleme am Arbeitsplatz, Führerscheinverlust)
- körperliches Entzugssyndrom (Schwitzen, Tremor, Übelkeit)
- Auftreten schwerer psychischer Auffälligkeiten wie Halluzinationen, Angstzustände, Stimmungsschwankungen u.a. in Zusammenhang mit körperlichen Entzugserscheinungen
- Angehörige berichten möglicherweise von einer Wesens- oder Verhaltensänderung des Patienten (z.B. vermehrte Reizbarkeit, Vernachlässigung früherer Interessen)

Diagnostische Kategorien

Häufig sind

F10.0 akute Alkoholintoxikation
Störung des Bewußtseins, der kognitiven Fähigkeiten, der Wahrnehmung, des Affekts, des Verhaltens und psychophysiologischer Funktionen in dosisabhängigem Zusammenhang mit Alkoholkonsum

F10.1 schädlicher Gebrauch von Alkohol
wiederholter oder länger andauernder vermehrter Alkoholkonsum, der zu eindeutig nachweisbaren psychischen körperlichen oder psychosozialen Problemen führt

F10.2 Alkoholabhängigkeit
wiederholter oder kontinuierlicher Alkoholkonsum trotz eindeutig schädlicher Folgen mit verminderter Kontrollfähigkeit und starkem Verlangen nach Alkohol, ferner Einengung auf den Alkoholkonsum (Trinkrituale) und Toleranzentwicklung sowie ein körperliches Entzugssyndrom bei Abstinenz

F10.3 Alkoholentzugssyndrom
bei Abstinenz und/oder Absinken des Alkoholspiegels Auftreten von vegetativen (Tremor, Schwitzen, Tachykardie und Blutdruckanstieg) und psychischen Symptomen (Angst, Unruhe); kann durch symptomatische Krampfanfälle, hypertensive Krisen, Elektrolytentgleisungen, Herzrhythmusstörungen u.a. kompliziert werden

F10.4 Alkoholentzugssyndrom mit Delir
Entzugssyndrom mit Bewußtseins- und Auffassungsstörungen, Beeinträchtigung des Immediat- und Kurzzeitgedächtnisses, Desorientiertheit, psychomotorischen Störungen, Störung des Schlaf-Wach-Rhythmus und häufig optischen oder szenischen Halluzinationen bei wechselnder Symptomausprägung im Tagesverlauf (siehe F05)

F10.6 amnestisches Syndrom (Korsakowsyndrom)
Störung des Zeitgitters sowie des Kurz- und Langzeitgedächtnisses bei erhaltenem Immediatgedächtnis, Konfabulationen; Rückbildung nach längerer Abstinenz möglich (siehe F04)

Eher selten ist

F10.5 Psychotische Störung
Beginn während oder innerhalb zweier Wochen nach Beendigung des Substanzgebrauchs. Charakteristisch Alkoholhalluzinose (F10.52) mit akustischen Halluzinationen (z.B. beschimpfende Stimmen) und Verfolgungswahn bei Bewußtseinsklarheit und voller Orientierung.

Differentialdiagnose

- Ausschluß einer vom Alkoholkonsum unabhängigen körperlichen Erkrankung oder Verletzung als Ursache der psychischen Symptomatik
- psychische Symptome, wie Angst (F41) und Depressionen (F3), können trotz Alkoholabstinenz persistieren und behandlungsbedürftig sein

Therapeutische Hinweise

Im Gespräch

- schädlicher Alkoholgebrauch oder Alkoholabhängigkeit können sich zu schweren psychischen Störungen entwickeln oder mit diesen einhergehen
- Alkoholkonsum während der Schwangerschaft kann zur Schädigung des Kindes führen
- in einigen Fällen schädlichen Alkoholkonsums ohne Abhängigkeitserscheinungen kann kontrolliertes Trinken oder die Reduktion der Alkoholmenge Teil einer sinnvollen Umgehensweise mit dem Problem sein
- ein wichtiges Ziel der Behandlung bei Alkoholabhängigen ist die Abstinenz (kein Schluck Alkohol, kein „alkoholfreies Bier", keine Likörbonbons, keine Soßen mit Alkohol, keine Arzneimittel in alkoholischer Lösung!)

Wenn Patienten mit dem Alkoholkonsum aufhören oder diesen reduzieren wollen, kann folgendes hilfreich sein:

- Vereinbarung fester Termine, möglicherweise verbunden mit freiwilligen Kontrollen des Alkoholspiegels
- Erörterung von möglichen Rückfallsituationen und einem angemessenen Umgang damit
- unmittelbare und kontinuierliche Einbeziehung von Angehörigen, Freunden oder Mitgliedern von Selbsthilfegruppen
- regelmäßiges Ansprechen des Alkoholproblems statt Vermeidung des unangenehmen Themas
- Information und Verweis auf Angebote in Beratungsstellen sowie Selbsthilfegruppen
- evtl. Empfehlung zu einer stationären Entgiftung oder weiterreichenden stationären Behandlung, insbesondere bei Patienten mit deutlichen körperlichen oder psychischen Folgeschäden sowie Komplikationen bei vorangegangenen Entzügen

Wenn Patienten derzeit weder aufhören noch die Trinkmenge reduzieren wollen:

- Begleitung der Patienten mit regelmäßiger Thematisierung der Problematik ohne Zurückweisung oder moralische Vorhaltungen
- Darstellung der körperlichen oder psychosozialen Folgen von Alkoholabhängigkeit
- Herstellen von Kontakten zu Selbsthilfegruppen
- Betreuungsmaßnahmen im Sinne der Schadensminimierung
- Information über Angebote von Beratungsstellen und spezifische Behandlungsmöglichkeiten

Medikation

- die Gabe von Benzodiazepinen, Antidepressiva oder Neuroleptika sollte bei diesen Patienten nur in Zusammenarbeit mit einem Facharzt erfolgen (Mißbrauchspotential, teilweise bedrohliche Komplikationen in Kombination mit Alkohol; Potenzierung der Wirkung!)
- bei gering ausgeprägter bis mäßiger Entzugssymptomatik: keine Tranquilizer! Clomethiazol einschleichend 3mal 200 mg tägl., nur stationär!
- bei ausgeprägter vegetativer Entzugssymptomatik oder Komplikationen stationäre Einweisung und Gabe von Carbamazepin, Clomethiazol oder anderen Medikamenten unter stationären Bedingungen, bei Erregung Haldol
- in einigen Fällen können Medikamente das Abstinenzverhalten unterstützen, beispielsweise hat die Gabe von Acamprosat unter begleitender Psychotherapie eine abstinenzstabilisierende bzw. rückfallmindernde Wirkung

Weitere Maßnahmen

- die Behandlung von Alkoholabhängigen sollte stets interdisziplinär erfolgen; eine gute Kooperation zwischen Hausarzt, Beratungsstellen, Selbsthilfegruppen o.a. ist unabdingbare Voraussetzung einer erfolgreichen Therapie
- wiederholte Rückfälle nach Entzugsbehandlungen können eine längere Entwöhnungstherapie erforderlich machen

F13 Störungen durch Sedativa und Hypnotika

Symptomatik

Hinweisend auf das Vorliegen eines schädlichen Konsums sind

- Klagen über psychische (Angst, Depressivität, Nervosität, Schlafstörungen) Beschwerden, bei denen typischerweise Tranquilizer u.a. verschrieben werden
- Beschwerden in Zusammenhang mit körperlichen (Tremor, Kopfschmerzen, Tachykardie) oder psychischen (Angst, Unruhe, Schlafstörungen) Entzugserscheinungen, wobei der Medikamentenkonsum u.U. vom Patienten nicht angegeben oder bagatellisiert wird
- Unfälle oder Verletzungen in Zusammenhang mit dem Medikamentenkonsum (z.B. Beeinträchtigung des Reaktionsvermögens im Straßenverkehr)
- Insistieren auf medikamentöser Behandlung mit starken „Beruhigungsmitteln" o.ä.
- häufige Arztwechsel oder gleichzeitige Behandlung bei mehreren Ärzten
- Angehörige berichten möglicherweise eine Wesens- oder Verhaltensänderung des Patienten (Reizbarkeit, Vernachlässigung früherer Interessen)

Diagnostische Kategorien

Häufig sind

F1x.0 akute Intoxikation
Störung des Bewußtseins, der kognitiven Fähigkeiten, der Wahrnehmung, des Affekts, des Verhaltens und psychophysiologischer Funktionen in dosisabhängigem Zusammenhang mit dem Medikamentenkonsum

F1x.1 schädlicher Gebrauch
Medikamentenkonsum, der zu nachweisbaren psychischen, körperlichen oder psychosozialen Problemen führt

F1x.2 Abhängigkeitssyndrom
wiederholter Medikamentenkonsum trotz eindeutig schädlicher Folgen mit verminderter Kontrollfähigkeit, starkem Verlangen nach der Substanz, Einengung auf den Substanzkonsum und Toleranzentwicklung sowie einem körperlichen Entzugssyndrom bei Abstinenz

F1x.3 Entzugssyndrom
bei Abstinenz Auftreten von vegetativen und psychischen Symptomen in Abhängigkeit von der Substanzart und Dosis; kann durch symptomatische Krampfanfälle kompliziert werden (z.B. bei Benzodiazepinen)

Differentialdiagnose

- Ausschluß einer vom Medikamentenkonsum unabhängigen körperlichen Erkrankung oder Verletzung als Ursache der psychischen Symptomatik
- psychische Symptome, wie Angst (F41) und Depressionen (F3), können trotz Abstinenz persistieren und behandlungsbedürftig sein

Therapeutische Hinweise

Im Gespräch

- schädlicher Medikamentengebrauch oder -abhängigkeit können sich zu schweren psychischen Störungen entwickeln oder mit diesen einhergehen
- in einigen seltenen Fällen schädlichen Medikamentenkonsums kann eine Dosisreduktion oder Wechsel der Susbstanz Teil einer sinnvollen Umgehensweise mit dem Problem sein
- ein wichtiges Ziel der Behandlung bei Medikamentenabhängigen ist die Abstinenz

Wenn Patienten mit dem Medikamentenkonsum aufhören oder diesen reduzieren wollen, kann folgendes hilfreich sein:

- Vereinbarung fester Termine, möglicherweise verbunden mit freiwilligen Kontrollen des Medikamentenspiegels im Blut oder Urin
- Erörterung von möglichen Rückfallsituationen und einem angemessenen Umgang damit
- unmittelbare und kontinuierliche Einbeziehung von Angehörigen, Freunden oder Mitgliedern von Selbsthilfegruppen
- regelmäßiges Ansprechen der Problematik statt Vermeidung des unangenehmen Themas
- Information und Verweis auf Angebote in Beratungsstellen sowie Selbsthilfegruppen
- evtl. Empfehlung zu einer stationären Entzugsbehandlung oder einer weiterreichenden stationären Behandlung, insbesondere bei Patienten mit deutlichen körperlichen oder psychischen Folgeschäden sowie Komplikationen bei vorangegangenen Entzügen

Wenn Patienten derzeit weder aufhören noch die Medikamentendosis reduzieren wollen:

- Begleitung der Patienten mit regelmäßiger Thematisierung der Problematik ohne Zurückweisung oder moralische Vorhaltungen
- Darstellung der psychischen, körperlichen oder psychosozialen Folgen der Medikamentenabhängigkeit
- Herstellen von Kontakten zu Selbsthilfegruppen
- Information über Angebote von Beratungsstellen und spezifische Behandlungsmöglichkeiten

Medikation

- bei guter Mitarbeit des Patienten kann ein fraktionierter Tranquilizerentzug auch ambulant durchgeführt werden; unterstützend können vorübergehend niedrigpotente Neuroleptika, z.B. Promethazin 25-100 mg tgl., oder Antidepressiva, z.B. Doxepin 3mal 50 mg tgl., verordnet werden, Carbamazepin als Schutz gegen Anfälle
- stationär rascherer Entzug unter Schutz von Carbamazepin (einschleichend dosieren bis auf 3mal 200 mg tgl. unter Spiegelkontrolle) kann Entzugssymptome mindern und das Krampfanfallrisiko senken

Weitere Maßnahmen

- bei ausgeprägter Entzugssymptomatik oder Komplikationen (symptomatische Krampfanfälle, delirante oder psychotische Symptome) stationäre Einweisung
- wiederholte Rückfälle nach Entzugsbehandlungen können eine längere Entwöhnungstherapie erforderlich machen

F17 Störungen durch Tabak

Symptomatik

- Patienten klagen möglicherweise über Husten oder Auswurf
- häufig sind Atemwegsinfekte oder kardiovaskuläre Erkrankungen mit Nikotinkonsum assoziiert

Diagnostische Kategorien

Möglich sind

F17.0 akute Nikotinintoxikation
psychische (Schlafstörungen, Affektlabilität, beeinträchtigte Leistungsfähigkeit) und vegetative (Übelkeit, Schweißausbrüche, Tachykardie, kardiale Arrhythmie) Symptome in dosisabhängigem Zusammenhang mit Nikotinkonsum

F17.1 schädlicher Gebrauch von Nikotin
Nikotinkonsum, der zu nachweisbaren psychischen, körperlichen oder psychosozialen Problemen führt

F17.2 Nikotinabhängigkeit
wiederholter Nikotinkonsum trotz eindeutig schädlicher Folgen mit verminderter Kontrollfähigkeit, starkem Verlangen nach Nikotin sowie einem körperlichen Entzugssyndrom bei Abstinenz

F17.3 Nikotinentzugssyndrom
vorrangig durch psychische Beschwerden (Angst, Reizbarkeit, Konzentrationsschwierigkeiten, Schlafstörungen) gekennzeichnet

Differentialdiagnose

- die psychischen Störungen infolge eines Nikotinentzugssyndroms ähneln depressiven (F3) und Angststörungen (F41), die unabhängig davon bestehen können
- viele psychisch Kranke sind auch nikotinabhängig, ein Nikotinentzug hat nur unter umfassender Therapie Aussicht auf Erfolg und sollte mit dem behandelnden Facharzt abgesprochen werden

Therapeutische Hinweise

Im Gespräch

- Aufklärung über körperliche Folgeschäden eines fortgesetzten Nikotinkonsums
- Nikotinkonsum während der Schwangerschaft kann zur Schädigung des Kindes führen
- regelmäßiges Ansprechen der Problematik statt Vermeidung des unangenehmen Themas
- bei dazu motivierten Patienten Vorschlag, zu einem festgesetzten Termin den Nikotinkonsum zu beenden oder zumindest dessen Menge zu reduzieren
- Diskussion von belastenden Faktoren, die zu einem erhöhten Nikotinkonsum führen und Erörterung eines angemesseneren Umgangs damit
- unterstützend Teilnahme an einem gruppentherapeutischen Entwöhnungsprogramm, z.B. von verschiedenen Krankenkassen angeboten

Medikation

- Nikotinersatzpräparate, z.B. Nikotinkaugummi, Nikotinspray oder Nikotinpflaster, können Entzugssymptome mildern; keine Anwendung ohne begleitende Beratungsgespräche

Weitere Maßnahmen

- Teilnahme an Entspannungsübungen zur Streßbewältigung (z.B. Autogenes Training, Meditationstechniken)

F11-F19 Störungen durch psychotrope Substanzen
mit Ausnahme von F13 (Sedativa und Hypnotika) und F17 (Nikotin), siehe gesonderte Abschnitte: Opioide, Cannabionoide, Kokain, Stimulanzien, Halluzinogene, flüchtige Lösungsmittel und multiplen Substanzgebrauch

Symptomatik

Hinweisend auf das Vorliegen eines schädlichen Konsums sind

- Klagen über psychische (depressive Verstimmung, Nervosität, Schlafstörungen) oder körperliche Beschwerden in Zusammenhang mit typischen Entzugssymptomen, wobei der Drogenkonsum vom Patienten u. U. nicht angegeben oder bagatellisiert wird
- Komplikationen oder Verletzungen in Zusammenhang mit dem Drogenkonsum (z. B. Abzesse)
- rechtliche oder soziale Probleme durch den Drogenkonsum (z. B. Schwierigkeiten in der Partnerschaft, Probleme am Arbeitsplatz, Verschuldung)
- bei Opiatentzug: Übelkeit, Gliederschmerzen, Durchfälle, starke vegetative Symptomatik
- bei Stimulanzienentzug: Depressivität und Antriebsmangel
- Angehörige berichten möglicherweise über eine Wesens- oder Verhaltensänderung des Patienten (z. B. vermehrte Reizbarkeit, Vernachlässigung früherer Interessen)

Diagnostische Kategorien

Häufig sind

F1x.0 akute Intoxikation
Störung des Bewußtseins, der kognitiven Fähigkeiten, der Wahrnehmung, des Affekts, des Verhaltens und psychophysiologischer Funktionen in dosisabhängigem Zusammenhang mit dem Substanzkonsum

F1x.1 schädlicher Gebrauch
Substanzkonsum, der zu nachweisbaren psychischen, körperlichen oder psychosozialen Problemen führt

F1x.2 Abhängigkeitssyndrom
wiederholter Substanzkonsum trotz eindeutig schädlicher Folgen mit verminderter Kontrollfähigkeit, starkem Verlangen nach der Substanz, Eineingung auf den Substanzkonsum und Toleranzentwicklung sowie einem körperlichen Entzugssyndrom bei Abstinenz

F1x.3 Entzugssyndrom
bei Abstinenz Auftreten von vegetativen und/oder psychischen Symptomen in Abhängigkeit von der Substanzart und Dosis

Differentialdiagnose

- Ausschluß einer vom Drogenkonsum unabhängigen körperlichen Erkrankung oder Verletzung als Ursache der psychischen Symptomatik
- psychische Symptome, wie Angst (F41) und Depressionen (F3), können trotz Abstinenz persistieren und behandlungsbedürftig sein

Therapeutische Hinweise

- schädlicher Drogengebrauch oder Drogenabhängigkeit können sich zu schweren psychischen Störungen entwickeln oder mit diesen einhergehen
- Drogenkonsum während der Schwangerschaft kann zur Schädigung des Kindes führen
- Erörterung des Risikos, bei intravenösem Drogengebrauch eine Infektion (Hepatitis, HIV) zu bekommen oder weiterzugeben
- in einigen Fällen schädlichen Drogenkonsums ohne Abhängigkeitserscheinungen kann die Reduktion der Häufigkeit des Drogenkonsums Teil einer sinnvollen Umgehensweise mit dem Problem sein
- wichtiges Ziel der Behandlung bei Drogenabhängigen ist die Abstinenz

Wenn Patienten mit dem Drogenkonsum aufhören oder diesen reduzieren wollen, kann folgendes hilfreich sein:

- Vereinbarung fester Termine, möglicherweise verbunden mit freiwilligen Kontrolluntersuchungen aus Blut oder Urin
- Diskussion von möglichen Rückfallsituationen und einem angemessenen Umgang damit
- unmittelbare und kontinuierliche Einbeziehung von Angehörigen, Freunden oder Mitgliedern von Selbsthilfegruppen
- regelmäßiges Ansprechen des Drogenproblems statt Vermeidung des unangenehmen Themas
- Information und Verweis auf Angebote in Beratungsstellen sowie Selbsthilfegruppen
- evtl. Empfehlung zu einer stationären Entzugsbehandlung oder weiterreichenden stationären Behandlung, insbesondere bei Patienten mit deutlichen körperlichen oder psychischen Folgeschäden sowie Komplikationen bei vorangegangenen Entzügen

Wenn Patienten derzeit weder aufhören noch den Drogenkonsum reduzieren wollen:

- Begleitung der Patienten mit regelmäßiger Thematisierung der Problematik ohne Zurückweisung oder moralische Vorhaltungen
- Darstellung der körperlichen oder psychosozialen Folgen von Drogenabhängigkeit

- Herstellen von Kontakten zu Selbsthilfegruppen
- Betreuungsmaßnahmen im Sinne der Schadensminimierung
- Information über Angebote von Beratungsstellen und spezifische Behandlungsmöglichkeiten

Medikation

- die Gabe von Benzodiazepinen, Antidepressiva oder Neuroleptika sollte bei diesen Patienten nur in Zusammenarbeit mit einem Facharzt erfolgen (Mißbrauchspotential, Komplikationen in Kombination mit Drogen)
- Entzug von Stimulanzien, Kokain oder Opiaten kann quälend sein (dadurch hohe Rückfallgefahr!), ist aber selten gefährlich; keine ambulante Gabe von Benzodiazepinen! Gelegentlich wird beim Opiatentzug eine 10-14tägige Behandlung mit Methadon oder L-Polamidon durchgeführt
- in einigen Fällen, z.B. bei schweren körperlichen und psychischen Begleiterkrankungen oder bei Schwangerschaft, ist bei Opiatabhängigkeit eine Substitutionsbehandlung (Methadon) indiziert mit begleitender soziotherapeutischer Anbindung
- Halluzinogene und Cannabis verursachen keine körperliche Entzugssymptomatik

Weitere Maßnahmen

- bei ausgeprägter Entzugssymptomatik oder Komplikationen (delirante oder psychotische Symptome) stationäre Einweisung
- die Behandlung von Drogenabhängigen sollte stets interdisziplinär erfolgen; eine gute Kooperation zwischen Hausarzt, Beratungsstellen, Selbsthilfegruppen o.a. ist Voraussetzung einer erfolgreichen Therapie
- wiederholte Rückfälle nach Entzugsbehandlungen können eine Langzeitentwöhnungstherapie erforderlich machen

F2 SCHIZOPHRENIE, SCHIZOTYPE UND WAHNHAFTE STÖRUNGEN

- die Schizophrenie (F20) ist durch Denk- und Wahrnehmungsstörungen sowie eine inadäquate oder verflachte Affektlage in manchen Fällen auch durch katatone Symptome charakterisiert

- typische Symptome sind: Wahn und Wahnwahrnehmungen, kommentierende oder dialogisierende Stimmen, Gedankenlautwerden, Gedankeneingebung oder -entzug, Gedankenausbreitung, Beeinflussungsgefühl, Gefühl des Gemachten, sowie im Verlauf die Ausbildung von Negativsymptomen wie Antriebsmangel und Affektverflachung

- bei der schizotypen Störung (F21) fehlen in der Regel Wahn und Halluzinationen, es treten aber zahlreiche der Schizophrenie ähnliche Symptome wie auch kurze quasi-psychotische Episoden auf

- bei anhaltenden wahnhaften Störungen (F22) ist ein langandauernder Wahn das einzige oder auffälligste klinische Charakteristikum; ätiologisch handelt es sich dabei um unterschiedliche Krankheitsbilder ohne sicheren Zusammenhang zur Schizophrenie

- akute vorübergehende psychotische Störungen (F23) treten in einem Teil der Fälle innerhalb von zwei Wochen nach einer akuten Belastung auf; hier kann allerdings auch die Erstmanifestation einer Schizophrenie verschlüsselt werden, sofern die psychotische Symptomatik nicht länger als vier Wochen andauert

- die induzierte wahnhafte Störung (F24) ist eine seltene wahnhafte Störung, die von zwei Personen mit enger emotionaler Bindung geteilt wird

- schizoaffektive Störungen (F25) sind psychotische Episoden mit sowohl affektiven als auch schizophrenen Symptomen

F20-F22 Schizophrenie, schizotype und anhaltende wahnhafte Störungen

Symptomatik

Angehörige oder Patienten können folgende Symptome schildern:

- Störungen des formalen Denkablaufs wie ungeordnetes zerfahrenes Denken mit sprunghaftem Wechsel der Themen, Konzentrationsstörungen mit vermehrter Ablenkbarkeit
- inhaltliche Denkstörungen im Sinne von wahnhaften Überzeugungen (z.B. Verfolgungs- oder Vergiftungswahn, Kontroll- oder Beeinflussungswahn)
- Stimmenhören (akustische Halluzinationen) oder andere Trugwahrnehmungen wie z.B. bizarre körperliche Mißempfindungen (Coenästhesien)
- der Kontakt zu anderen Menschen kann durch Mißtrauen oder zunehmenden Rückzug gestört sein
- die Fähigkeit zur Selbstfürsorge (Bekleidung, Essen, Körperpflege) und zur Bewältigung von alltäglichen Aufgaben (Haushalt, Arbeit) kann eingeschränkt oder aufgehoben sein
- die Stimmungslage der Patienten kann, häufig in Abhängigkeit von aktuellen Wahninhalten, stark schwanken; Niedergestimmtheit und Angst können ebenso auftreten wie Euphorie oder aggressive Erregung
- in seltenen, schweren Fällen kann es zur vollständigen Aufhebung der Kontrolle über Bewegungsabläufe und Reaktionsfähigkeit kommen (Katatonie)

Diagnostische Kategorien

F20 Schizophrenie

F20.0 paranoide Schizophrenie
vorrangig Wahnvorstellungen und akustische Halluzinationen (kommentierende und dialogische Stimmen)

F20.1 hebephrene Schizophrenie
vorrangig flacher oder inadäquater Affekt, zielloses und unzusammenhängendes Verhalten, im Denken und Sprechen desorganisiert, zerfahren; bei Jugendlichen und jungen Erwachsenen auftretend

F20.2 katatone Schizophrenie
vorrangig psychomotorische Störungen (Erregung, Stupor, stereotype Bewegungen, Befehlsautomatismen)

F20.3 undifferenzierte Schizophrenie
weist Merkmale mehr als einer der beschriebenen Unterformen auf

F20.4 postschizophrene Depression
depressive Episode im Anschluß an eine schizophrene Erkrankung; einige schizophrene Symptome müssen noch vorhanden sein

F20.5 schizophrenes Residuum
„Negativsymptomatik" wie psychomotorische Verlangsamung, verminderte Aktivität, Passivität und Initiativemangel, Affektverflachung, Sprachverarmung, geringe nonverbale Kommunikation, verminderte soziale Leistungsfähigkeit, Vernachlässigung der Körperpflege nach vorherigem Auftreten einer oder mehrerer psychotischer Episoden

F20.6 Schizophrenia simplex (seltene Diagnose!)
schleichende Progredienz von auffälligem Verhalten und Persönlichkeitsveränderung; „Negativsymptome" ohne vorhergehende produktive psychotische Symptome mit allgemeiner Abnahme der Leistungsfähigkeit

F21 schizotype Störung („Grenzpsychose", latente Schizophrenie) (seltene Diagnose)

affektiv unnahbar wirkend, eigentümliches Verhalten, sozialer Rückzug, Mißtrauen, bizarre Ideen, Grübelzwang, Denk- und Wahrnehmungsstörungen, quasipsychotische Episoden mit halluzinatorischem oder wahnähnlichen Erleben können vorkommen; kein klarer Beginn abgrenzbar (Verlauf ähnlich einer Persönlichkeitsstörung)

F22 anhaltende wahnhafte Störungen (Paranoia, sensitiver Beziehungswahn)

F22.0 wahnhafte Störung
Wahn oder Wahnsystem (z.B. Verfolgungs-, Größen-, Eifersuchts-, Liebes- oder hypochondrischer Wahn) ohne eindeutig schizophrene Symptome; Bestehen der Symptomatik seit mindestens drei Monaten, der Verlauf ist langandauernd, manchmal lebenslang

Differentialdiagnose

- Ausschluß einer organischen (F0) oder substanzbedingten (F1) Störung
- bei kürzer als einen Monat lang andauernder, erstmals aufgetretener Symptomatik sollte eine akute vorübergehende psychotische Episode (F23) diagnostiziert werden
- bei vorrangig depressiver (gedrückte oder traurige Stimmung, Pessimismus, Schuldideen, siehe F32) oder manischer Symptomatik (Überaktivität, gehobene Stimmung, gesteigertes Selbstwertgefühl, siehe F30) ist eher an das Vorliegen einer affektiven (oder schizoaffektiven, siehe F25) Störung zu denken

Therapeutische Hinweise

Im Gespräch

- im Erstkontakt, insbesondere mit wahnhaften oder unter Halluzinationen leidenden Patienten, beruhigendes und verständnisvolles Auftreten, Zeit nehmen und Akzeptanz signalisieren
- kein Versuch, dem Patienten psychotische Denk- und Erlebnisinhalte auszureden; Verdeutlichen der unterschiedlichen Meinung, ohne zu versuchen, den Patienten zu überzeugen
- Vermeiden von Konfrontation oder Kritik, es sei denn, um schädigendem oder störenden Verhalten vorzubeugen
- Beurteilen und Gewährleisten der Sicherheit des Patienten und der ihn umgebenden Personen
- in der akuten Krankheitsphase sollten Außenreize auf ein Minimum reduziert werden
- langfristig können sich zu hohe Anforderungen an die Leistungsfähigkeit des Patienten negativ auswirken, andererseits sollten Patienten auf dem ihnen höchstmöglichen Funktionsniveau arbeiten oder ihren Alltag gestalten können
- wünschenswert ist eine therapeutische Anbindung an eine Einrichtung für psychisch Kranke (z.B. Tagesklinik oder Tagesstätte, betreutes Wohnen oder beschützte Werkstätten)
- ergotherapeutische Maßnahmen zur Förderung von Antrieb und Kreativität
- bei kognitiven Defiziten können (Computer-)Trainingsprogamme eingesetzt werden
- bei fehlender familiärer Einbindung oder familiärer Überlastung evtl. (psychiatrische) häusliche Pflege oder Aufnahme in eine therapeutische Wohngemeinschaft oder ein Wohnheim für psychisch Kranke

Medikation

- Neuroleptika sind wirksam bei Unruhe, Halluzinationen und Wahn, z.B. Haloperidol 2-5 mg bis zu 3mal tgl., Olanzapin 5-20 mg Tagesdosis oder Risperidon 4-6 mg tgl.
- nach Besserung der Symptomatik möglichst niedrige Erhaltungsdosis ermitteln; bei einigen Patienten können auch höhere Dosierungen erforderlich sein
- Fortsetzung der neuroleptischen Medikation nach Erstmanifestation über mindestens 6 Monate kann das Rückfallrisiko vermindern
- die Indikation zur Langzeitbehandlung nach wiederholter Manifestation mit Depotneuroleptika zur Verringerung des Rückfallrisikos sollte durch einen Facharzt erfolgen

- bei Auftreten von Frühdyskinesien (Muskelkrämpfen) unter Neuroleptikatherapie i.v. Injektion von 2,5-5 mg Biperiden
- bei Auftreten extrapyramidalmotorischer Nebenwirkungen (Steifheit, Tremor, Muskelverspannungen) Dosisreduktion oder Behandlung mit Antiparkinsonmitteln wie Biperiden 4-8 mg tgl. oral, keine routinemäßige Anwendung. Ggfs. Umsteigen auf ein sog. atypisches Neuroleptikum wie Clozapin (Kontrollen des weißen Blutbildes), Olanzapin oder Risperidon unter fachärztlicher Überwachung
- bei langjähriger Gabe von Neuroleptika (insbesondere klassischer trizyklischer und Butyrophenone) ist das Risiko des Auftretens von Spätdyskinesien zu beachten

Weitere Maßnahmen

- Hinzuziehen eines Facharztes zur Beurteilung und Therapieplanung bei allen psychotischen Erkrankungen
- bei psychotischen Symptomen im Rahmen einer Depression oder Manie können andere Behandlungsmaßnahmen erforderlich sein; Hinzuziehen eines Facharztes zur diagnostischen Klärung und Einleitung einer optimalen Therapie
- bei akut psychotischer Symptomatik und Selbst- oder Fremdgefährdung Einweisung in stationäre psychiatrische Behandlung
- bei Auftreten ausgeprägter extrapyramidalmotorischer Nebenwirkungen oder Fieber, schwerer Kreislaufnebenwirkungen, Blutbildveränderungen oder deliranter Symptome Absetzen der Neuroleptika und sofortige Vorstellung beim Facharzt

F23 akute vorübergehende psychotische Störungen
(psychogene Psychose, paranoide Reaktion)

Symptomatik

- akuter Beginn innerhalb von zwei Wochen, oft nach einem belastenden Lebensereignis
- Angehörige oder Patienten schildern die bei der Schizophrenie (siehe F20) bereits beschriebenen Symptome wie z.B. Stimmenhören, wahnhaftes Erleben, Störungen des Gedankenablaufs oder Verhaltensänderungen (Rückzug, Mißtrauen)
- mögliches Auftreten von psychomotorischen Störungen (Unruhe, Erregung oder auch Verminderung der Reaktionen auf die Umgebung und Bewegungslosigkeit)

Diagnostische Kategorien

F23.0 akute polymorphe psychotische Störung ohne Symptome einer Schizophrenie
rascher Wechsel der Art und Schwere der Symptomatik von Tag zu Tag oder im Tagesverlauf mit Halluzinationen, Wahnideen, emotionaler Aufgewühltheit (Glücksgefühle und Ekstase oder Angst), Ratlosigkeit, Verkennung von Ort oder Personen, Antriebssteigerung oder Antriebsschwäche; nicht länger als drei Monate anhaltend

F23.1 akute polymorphe psychotische Störung mit Symptomen einer Schizophrenie
neben o.g. Kriterien (F23.0) treten einige für die Schizophrenie typische Symptome auf; nicht länger als einen Monat andauernd

F23.2 akute schizophreniforme psychotische Störung
erfüllt die Kriterien für eine Schizophrenie (F20.0-F20.3) außer den Zeitkriterien; Gesamtdauer nicht länger als ein Monat

F23.3 andere akute vorwiegend wahnhafte psychotische Störung
neben o.g. Kriterien (F23.0) treten relativ stabile Wahnideen und/oder Halluzinationen auf, erfüllt nicht die Kriterien für eine Schizophrenie; nicht länger als drei Monate anhaltend

Differentialdiagnose

- Ausschluß einer organischen oder substanzbedingten Störung
- bei vorrangig depressiver (gedrückte oder traurige Stimmung, Pessimismus, Schuldideen, siehe F32) oder manischer Symptomatik (Überaktivität, gehobene Stimmung, gesteigertes Selbstwertgefühl, siehe F30) ist eher an das Vorliegen einer affektiven (oder schizoaffektiven, siehe F25) Störung zu denken

Therapeutische Hinweise

Im Gespräch

- durch akute Belastungen ausgelöste psychotische Episoden bessern sich gewöhnlich, können aber wieder auftreten
- im Erstkontakt, insbesondere mit wahnhaften oder unter Halluzinationen leidenden Patienten, beruhigendes und verständnisvolles Auftreten, Zeit nehmen und Akzeptanz signalisieren
- kein Versuch, dem Patienten psychotische Denk- und Erlebnisinhalte auszureden; behutsames Verdeutlichen der unterschiedlichen Meinung ohne zu versuchen, den Patienten zu überzeugen
- Vermeiden von Konfrontation oder Kritik, es sei denn, um schädigendem oder störendem Verhalten vorzubeugen
- Beurteilen und Gewährleisten der Sicherheit des Patienten und der ihn umgebenden Personen
- Verringern von Belastungen und Außenreizen auf ein Minimum

Medikation

- Neuroleptika sind wirksam bei Unruhe, Halluzinationen und Wahn, z.B. Haloperidol 2-5 mg bis zu 3mal tgl., Olanzapin 5-20 mg Tagesdosis oder Risperidon 4-6 mg täglich
- nach Besserung der Symptomatik möglichst niedrige Erhaltungsdosis ermitteln; bei einigen Patienten können auch höhere Dosierungen erforderlich sein
- bei ausgeprägter Unruhe können hochpotente Neuroleptika mit niedrigpotenten Neuroleptika mit eher sedierender Wirkung kombiniert werden, z.B. mit Chlorprothixen oral einschleichend bis zu 150 mg tgl.
- bei Auftreten von Frühdyskinesien (Muskelkrämpfen) i.v. Injektion von 2,5-5 mg Biperiden
- bei extrapyramidalmotorischen Nebenwirkungen (Steifheit, Tremor, Muskelverspannungen) Dosisreduktion oder Behandlung mit Antiparkinsonmitteln, z.B. Biperiden 4-8 mg tgl. oral, keine routinemäßige Anwendung. Ggfs. Umsteigen auf ein sog. atypisches Neuroleptikum wie Olanzapin, Risperidon oder Clozapin unter fachärztlicher Kontrolle

Weitere Maßnahmen

- Hinzuziehen eines Facharztes zur Beurteilung und Therapieplanung bei allen psychotischen Erkrankungen
- bei Selbst- oder Fremdgefährdung Einweisung in stationäre psychiatrische Behandlung
- bei Auftreten ausgeprägter extrapyramidalmotorischer Nebenwirkungen oder Fieber, schwerer Kreislaufnebenwirkungen, Blutbildveränderungen oder deliranter Symptome Absetzen der Neuroleptika und sofortige Vorstellung beim Facharzt

F24 induzierte wahnhafte Störung
(Folie a deux, symbiotischer Wahn)

Symptomatik

- seltene wahnhafte Störung, die von zwei oder mehreren Personen mit einer engen emotionalen Bindung geteilt wird
- die Wahnvorstellungen des primär erkrankten Patienten werden von der anderen Person übernommen und bei der Trennung des Paares von dieser meist aufgegeben

Differentialdiagnose

- abzugrenzen ist das gleichzeitige Auftreten einer eigenständigen psychotischen Störung bei zwei Personen mit enger Beziehung zueinander (konformer Wahn)

Therapeutische Hinweise

- siehe F20-F23
- Versuch einer vorübergehenden Trennung, z.B. durch stationäre Einweisung der primär erkrankten Person

F25 schizoaffektive Störungen

Symptomatik

- Angehörige oder Patienten schildern die bei der Schizophrenie (siehe F20) bereits beschriebenen Symptome wie z.B. Stimmenhören, wahnhaftes Erleben, Störungen des Gedankenablaufs oder Verhaltensänderungen (Rückzug, Mißtrauen)
- gleichzeitig treten depressive (gedrückte oder traurige Stimmung, Pessimismus, Schuldideen, wie unter F32 dargestellt) oder manische Symptome (Überaktivität, gehobene Stimmung, gesteigertes Selbstwertgefühl, wie unter F30 dargestellt) auf
- Gleichgewicht zwischen beiden Gruppen von Symptomen
- episodischer Verlauf typischerweise ohne Entwicklung eines Residualzustands

Diagnostische Kategorien

F25.0 schizomanische Störung
Vorliegen sowohl schizophrener als auch manischer Symptome

F25.1 schizodepressive Störung
Vorliegen sowohl schizophrener als auch depressiver Symptome

F25.2 gemischte schizoaffektive Störung
Vorliegen sowohl schizophrener als auch manischer und depressiver Symptome

Differentialdiagnose

- Ausschluß einer organischen (F0) oder substanzbedingten (F1) Störung
- psychotische nicht typisch schizophrene Symptome bei affektiven Störungen (F3) (z.B. wahnhafte Depression) rechtfertigen nicht die Diagnose einer schizoaffektiven Störung

Therapeutische Hinweise

Im Gespräch

- durch akute Belastungen ausgelöste psychotische Episoden bessern sich gewöhnlich, können aber wieder auftreten
- im Erstkontakt, insbesondere mit wahnhaften oder unter Halluzinationen leidenden Patienten, beruhigendes und verständnisvolles Auftreten, Zeit nehmen und Akzeptanz signalisieren

- kein Versuch, dem Patienten psychotische Denk- und Erlebnisinhalte auszureden; behutsames Verdeutlichen der unterschiedlichen Meinung ohne zu versuchen, den Patienten zu überzeugen
- Beurteilen und Gewährleisten der Sicherheit des Patienten und der ihn umgebenden Personen
- Verringern von Belastungen und Außenreizen auf ein Minimum
- Vermeiden von Konfrontation oder Kritik, es sei denn, um schädigendem oder störendem Verhalten vorzubeugen

Medikation

- bei depressiven Symptomen antidepressive Medikation (siehe F32)
- Neuroleptika sind wirksam bei Unruhe, Halluzinationen und Wahn, z.B. Haloperidol 2-5 mg bis zu 3mal tgl., Olanzapin 5-20 mg Tagesdosis oder Risperidon 2-4 mg tägl.
- Nach Besserung der Symptomatik möglichst niedrige Erhaltungsdosis ermitteln. Bei einigen Patienten können auch höhere Dosierungen erforderlich sein.
- Bei ausgeprägter Unruhe können hochpotente Neuroleptika mit niedrigpotenten Neuroleptika mit eher sedierender Wirkung kombiniert werden, z.B. mit Chlorprothixen oral einschleichend bis zu 150 mg tgl.
- bei Auftreten von Frühdyskinesien (Muskelkrämpfen) i.v. Injektion von 2,5-5 mg Biperiden, bei extrapyramidalmotorischen Nebenwirkungen (Steifheit, Tremor, Muskelverspannungen) Dosisreduktion oder Behandlung mit Antiparkinsonmitteln, z.B. Biperiden 4-8 mg tgl. oral, keine routinemäßige Anwendung. Ggfs. Umsteigen auf ein sog. atypisches Neuroleptikum wie Olanzapin, Risperidon oder Clozapin unter fachärztlicher Kontrolle
- die Indikation zur Phasenprophylaxe, z.B. mit Lithium oder Carbamazepin, sollte vom Facharzt gestellt werden

Weitere Maßnahmen

- Hinzuziehen eines Facharztes zur Beurteilung und Therapieplanung bei allen psychotischen Erkrankungen
- bei Selbst- oder Fremdgefährdung Einweisung in stationäre Behandlung
- bei Auftreten ausgeprägter extrapyramidalmotorischer Nebenwirkungen oder Fieber, schwerer Kreislaufnebenwirkungen, Blutbild veränderungen oder deliranter Symptome Absetzen der Neuroleptika und sofortige Vorstellung beim Facharzt

F3 AFFEKTIVE STÖRUNGEN

- Störungen mit Veränderungen von Stimmung (Affektivität) und Antrieb

- depressive Störungen (F32), oft mit begleitender Angst und multiplen körperlichen Beschwerden, sind wesentlich häufiger als manische Störungen (F30) mit gehobener Stimmung

- die meisten weiteren Symptome, auch der mit den Störungen verbundene Wahn, vor allem aber die vegetativen Symptome sind aus den Störungen der Affektivität heraus leicht verständlich

- das sogenannte „somatische Syndrom" (siehe F32) kennzeichnet die Vitalstörungen der früher als „endogen" bezeichneten Depressionen; es kann bei leichten und mittelschweren depressiven Episoden auftreten, bei schweren Episoden setzt man sein Vorhandensein in der Regel voraus

- das Auftreten wahnhafter (psychotischer) Symptome charakterisiert viele schwere, früher als endogen bezeichnete Depressionen

- typisch ist das zeitlich umschriebene, phasische oder episodenhafte Auftreten, wobei es neben Patienten, die nur einmalig in ihrem Leben an einer affektiven Störung erkranken, Krankheitsverläufe mit wiederholtem mehrfachen oder häufigen Auftreten depressiver (F33) oder manischer (F31) Phasen gibt

- des weiteren gibt es leichtere bis mittelschwere affektive Störungen von relativ kontinuierlichem Charakter, die mehr als zwei Jahre bestehen und die als anhaltende affektive Störungen (F34) im Sinne der Dysthymia (nur Depressionen) oder Zyklothymia (hypomanische und depressive Schwankungen) betrachtet werden

F30-F31 manische Episode und bipolare affektive Störung

Symptomatik

Manische Episoden mit

- gehobener (euphorischer) oder gereizter Stimmung
- begleitet von
  - gesteigerter Aktivität oder motorischer Ruhelosigkeit
  - vermehrter Ablenkbarkeit und Sprunghaftigkeit
  - Ideenflucht (Gedankenrasen)
  - gesteigerter Gesprächigkeit (Rededrang)
  - Verlust normaler sozialer Hemmungen mit unangemessenem Verhalten
  - überhöhter Selbsteinschätzung oder Größenwahn
  - vermindertem Risikobewußtsein (z.B. rücksichtsloses Fahren, überhöhte finanzielle Ausgaben)
  - gesteigerter Libido oder sexueller Taktlosigkeit
  - vermindertem Schlafbedürfnis
- bei bipolarer affektiver Störung in der Regel gegenwärtig oder anamnestisch depressive Episoden, deren Symptomatik unter F32 dargestellt ist
- da keine Diagnose für rezidivierende Manie vorgesehen ist, können bipolare Störungen in seltenen Fällen nur manische Episoden aufweisen
- in schweren Fällen können Halluzinationen oder Wahn während manischer oder depressiver Episoden auftreten
- das Überwiegen einer der beiden Formen affektiver Episoden ist möglich
- die Episoden können häufig vorkommen oder durch langdauernde Phasen vollständiger Besserung getrennt sein

Diagnostische Kategorien

F30 manische Episode

F30.0 Hypomanie
einige der oben genannten Symptome sind vorhanden; führen aber nicht zu einem Abbruch der Berufstätigkeit oder zu sozialer Ablehnung

F30.1 Manie ohne psychotische Symptome
mehrere der oben genannten Symptome sind vorhanden; Verlust sozialer Hemmungen mit persönlichkeitsfremdem, rücksichtslosen Verhalten begleitet von Selbstüberschätzung und Größenideen

F30.2 Manie mit psychotischen Symptomen
zusätzlich Wahn (meist Größenwahn) oder (selten!) Halluzinationen (z.B. Stimmen in direkter Rede); die Kommunikation ist beeinträchtigt durch Überaktivität und Erregung

F31 bipolare affektive Störung

F31.0 gegenwärtig hypomanische Episode
F31.1 gegenwärtig manische Episode ohne psychotische Symptome
F31.2 gegenwärtig manische Episode mit psychotischen Symptomen
F31.3 gegenwärtig mittelgradige oder leichte depressive Episode
F31.4 gegenwärtig schwere depressive Episode ohne psychotische Symptome
F31.5 gegenwärtig schwere depressive Episode mit psychotischen Symptomen
F31.6 gegenwärtig gemischte Episode
Kombination oder schneller Wechsel von manischen und depressiven Symptomen
F31.7 gegenwärtig remittiert

Differentialdiagnose

- treten vor oder nach einer einzelnen manischen Episode (F30) weitere affektive Episoden (depressiv, aber auch manisch, hypomanisch oder gemischt) auf, ist eine bipolare affektive Störung (F31) zu diagnostizieren
- Abzugrenzen von einer psychotischen Störung (F2) mit Halluzinationen oder Wahn
- Ausschluß einer alkohol- oder substanzbedingten psychischen Störung (F1)

Therapeutische Hinweise

Im Gespräch

- dem Patienten und seinen Angehörigen gegenüber betonen, daß unerklärliche Wechsel der Stimmung als Symptome der psychischen Störung zu betrachten sind
- verdeutlichen, daß erfolgbringende Behandlungen möglich sind

Während manischer Episoden

- vertrauensvollen Kontakt herstellen, nicht auf provokatives Verhalten eingehen
- Konfrontation vermeiden, es sei denn, um schädigende oder gefährliche Handlungen zu unterbinden
- zur Vorsicht raten bei impulsivem oder gefährlichen Verhalten

Während depressiver Episoden (siehe auch F32)

- Einschätzung der Suizidalität: Ist der Patient sich sicher, Selbstmordgedanken widerstehen zu können? Enge Überwachung durch Angehörige oder Freunde kann notwendig sein
- Widerstand gegen Pessimismus und Selbstkritik. Kein Handeln aufgrund pessimistischer Gedanken (z.B. Scheidung, Kündigung des Arbeitsplatzes). Nicht auf negative Gedanken oder Schuldgefühle konzentrieren
- bei leichteren depressiven Verstimmungen Planung kurzweiliger Aktivitäten, die Freude bringen
- bei schwereren depressiven Verstimmungen immer wieder Hoffnung vermitteln, daß dies eine vorübergehende Phase ist

Bei manischen Episoden

- Neuroleptika sind wirksam gegen Unruhe, Halluzinationen und Wahn, z.B. Haloperidol 2-5 mg bis zu 3mal tgl. Nach Symptombesserung möglichst niedrige Erhaltungsdosis ermitteln. Bei einigen Patienten können auch höhere Dosierungen erforderlich sein. Ggfs. hochpotente Neuroleptika mit niedrigpotenten Neuroleptika mit eher sedierender Wirkung kombinieren, z.B. mit Chlorprothixen oral einschleichend bis zu 150 mg tgl.; bei akuter Erregung u. U. auch Benzodiazepine, z. B. Diazepam 3 ml 10 mg tägl. oder Lorazepam 1-2 mg bis zu 4mal tägl.
- bei unter Neuroleptikatherapie auftretenden Frühdyskinesien (Muskelkrämpfe) i.v. Injektion von 2,5-5 mg Biperiden. Bei extrapyramidalmotorischen Nebenwirkungen (Steifheit, Tremor, Muskelverspannungen) Dosisreduktion oder Behandlung mit Antiparkinsonmitteln, z.B. Biperiden 4-8 mg tgl. oral. Keine routinemäßige Anwendung
- in manischen Phasen kann Lithium auch zur Akuttherapie verordnet werden. Die Einstellung auf diese Therapie sollte durch den Facharzt erfolgen

Bei depressiven Episoden siehe F32!

Phasenprophylaxe

- Lithium wird sowohl gelegentlich in der Akutbehandlung von Manien als auch vor allem zur Phasenprophylaxe bipolarer affektiver Störungen eingesetzt. Die Indikation und initiale Einstellung sollte durch einen Facharzt erfolgen. In der Anpassungsphase häufige Bestimmung des Lithiumspiegels im Blut, bei stabil eingestellten Patienten alle 3 bis 6 Monate. Der Lithiumspiegel sollte zwischen 0.6 und 0.9 mmol/l liegen. Tremor, Diarrhoe, Übelkeit oder Verwirrtheit können auf eine Lithiumintoxikation hinweisen. Überprüfen des Lithiumspiegels und Absetzen der Medikation bis zur Besserung dieser Symptome. Mögliche Medikamenteninteraktion (Facharzt!) berücksichtigen und Vorsicht bei Ansetzen einer salzarmen Diät (führt zur Erhöhung des Lithiumspiegels). Zur Rückfallprophylaxe Langzeitbehandlung über viele Jahre erforderlich. Lithium als Rezidivprophylaxe wird u. U. erst nach Verlauf eines Jahres wirksam: deshalb nicht voreilig absetzen!
- auch Carbamazepin und Valproinsäure kann bei Nichtansprechen auf Lithium zur Langzeitprophylaxe affektiver Störungen verwendet werden

Weitere Maßnahmen

- Hinzuziehen eines Facharztes zur Beurteilung und Therapieplanung bei allen psychotischen Erkrankungen
- bei erhöhtem Suizidrisiko oder fremdgefährdendem Verhalten Krankenhauseinweisung, u.U. auch gegen den Willen des Patienten
- bei riskantem Verhalten in der Manie (z.B. Geldausgaben, die die Familie des Patienten in eine Notlage bringen) Einrichtung einer Betreuung

F32-F33 depressive Episode und rezidivierende depressive Störungen

Symptomatik

- initial klagen die Patienten möglicherweise vorrangig über eine oder mehrere körperliche Beschwerden (Müdigkeit, Schmerzen u.a.)
- häufig wird erst bei weiterem Befragen die depressive Kernsymptomatik deutlich mit
  - gedrückter oder trauriger Stimmung, in einigen Fällen auch vermehrter Reizbarkeit
  - Interessenverlust oder Freudlosigkeit
  - vermindertem Antrieb oder gesteigerter Ermüdbarkeit
- zusätzlich können auftreten
  - Verlust des Selbstvertrauens oder des Selbstwertgefühles
  - Selbstvorwürfe oder unangemessene Schuldgefühle
  - vermindertes Denk- oder Konzentrationsvermögen
  - psychomotorische Hemmung oder Unruhe
  - Schlafstörungen
  - verminderter (selten auch gesteigerter) Appetit mit entsprechender Gewichtsveränderung
  - Suizidgedanken oder -handlungen
- „somatisches Syndrom“ mit Früherwachen, Morgentief, Libidoverlust, psychomotorischer Hemmung oder Agitiertheit, Appetit- und Gewichtsverlust bei Interessenlosigkeit und mangelnder emotionaler Reaktionsfähigkeit
- Bestehen der depressiven Beschwerden über einen Zeitraum von mindestens 2 Wochen

Diagnostische Kategorien

F32 depressive Episode

F32.0 leichte depressive Episode
mindestens 2 der oben angegebenen Kernsymptome und 2 weitere Symptome sind vorhanden

F32.1 mittelgradige depressive Episode
mindestens 2 der oben angegebenen Kernsymptome und mindestens 4 weitere Symptome sind vorhanden; Schwierigkeiten, alltägliche Aktivitäten fortzusetzen

F32.2 schwere depressive Episode ohne psychotische Symptome
die 3 oben genannten Kernsymptome und mindestens 5 zusätzliche Symptome sind vorhanden; häufig Suizidgedanken und -handlungen

F32.3 schwere depressive Episode mit psychotischen Symptomen
zusätzlich Wahn (am häufigsten Schuldwahn, hypochondrischer oder nihilistischer Wahn), gelegentlich auch Stimmenhören; alltägliche Aktivitäten unmöglich durch ausgeprägte psychomotorische Hemmung oder Stupor; Lebensgefahr durch Suizidalität oder mangelhafte Flüssigkeits- oder Nahrungsaufnahme

F33 rezidivierende depressive Störung

F33.0 gegenwärtig leichte Episode
F33.1 gegenwärtig mittelgradige Episode
F33.2 gegenwärtig schwere Episode ohne psychotische Symptome
F33.3 gegenwärtig schwere Episode mit psychotischen Symptomen
F33.4 gegenwärtig remittiert

Differentialdiagnose

- depressive Symptome können bei fast allen psychischen Störungen auftreten
- bei Halluzinationen oder Wahn abzugrenzen von einer psychotischen Störung (F2)
- bei hypomanischen oder manischen Episoden (Überaktivität, gehobene Stimmung, Rededrang) in der Vorgeschichte: bipolare affektive Störung (F31)
- abzugrenzen von jahrelang anhaltenden affektiven Störungen mit fluktuierendem Verlauf (siehe F34)
- Ausschluß einer organischbedingten (F0) (z.B. Hypothyreose, Nebenwirkung von Medikamenten) oder substanzbedingten (F1) depressiven Symptomatik

Therapeutische Hinweise

Im Gespräch

- Depression ist eine häufige und behandelbare Erkrankung und hat nichts mit Schwäche oder Faulheit zu tun („sich zusammenreißen“ hilft nicht)
- Einschätzung der Suizidalität: ist der Patient sich sicher, Selbstmordgedanken widerstehen zu können? Enge Überwachung durch Angehörige oder Freunde kann notwendig sein
- bei leichteren depressiven Verstimmungen Planung kurzweiliger Aktivitäten, die Freude bringen, u.U. ergotherapeutische Behandlung
- bei schwereren depressiven Verstimmungen immer wieder Zuversicht vermitteln, daß dies eine vorübergehende Phase ist

- Widerstand gegen Pessimismus und Selbstkritik. Keine Entscheidungen aufgrund pessimistischer Einschätzungen treffen (z.B. Scheidung, Kündigung des Arbeitsplatzes). Nicht auf negative Gedanken oder Schuldgefühle konzentrieren
- bei Vorliegen körperlicher Beschwerden Besprechung des Zusammenhangs zwischen Stimmung und körperlichen Symptomen; nur unbedingt erforderliche diagnostische Abklärung durchführen
- nach Besserung Hinweise geben auf mögliche Anzeichen einer erneut beginnenden Krankheitsphase und diesbezüglicher vorbeugender Maßnahmen

Medikation

- antidepressive Medikation bei vorrangig depressiver Stimmung oder Interessenlosigkeit über mindestens 2 Wochen und Vorliegen von mindestens 4 der oben genannten Symptome
- bei in der Vergangenheit erfolgreicher Behandlung mit einem bestimmten Medikament, Wiederansetzen dieser Substanz
- Wahl eines eher sedierenden trizyklischen Antidepressivums bei Ängstlichkeit oder Schlafstörungen, z.B. Amitriptylin oder Doxepin
- einschleichende Dosierung, z.B. Amitriptylin initial 2mal 25 mg tgl., schrittweise Dosissteigerung auf 150 mg tgl. in 7 Tagen; bei Schlafstörungen Hauptdosis am Abend. Bei älteren oder körperlich kranken Patienten niedrigere Dosis
- Aufklärung über Wirkungsweise der Medikation:
  - tägliche Einnahme erforderlich
  - allmähliche Besserung nach 2-4 Wochen (also Geduld!)
  - in der Anfangszeit leichtere Nebenwirkungen, die sich gewöhnlich nach 7-10 Tagen bessern
- schwere Nebenwirkungen bei Gabe trizyklischer Antidepressiva (z.B. Amitriptylin) sind Harnverhalt, venöse Thrombose, allergische Hautreaktionen, Augeninnendruckerhöhung, Herzrhythmusstörungen und delirante Syndrome
- gelegentlich durch Antidepressiva Provozierung von (hypo)manischen Zuständen (Dosisverringerung oder Absetzen!)
- Absetzen der Medikation nur in Absprache mit dem Arzt
- Fortsetzung der Antidepressivatherapie über mindestens 3 Monate nach eingetretener Besserung
- bei Therapiereistenz Versuch mit einem reversiblen Monoaminooxidase (MAO)-Hemmer (Moclobemid 300–600 mg Tagesdosis) oder mit einem Serotonin-Wiederaufnahmehemmer (SSRI) wie Citalopram, Fluoxetin oder Paroxetin jeweils 20–40 mg Tagesdosis

- antriebssteigernde trizyklische Antidepressiva wie Clomipramin, Desipramin und Imipramin nur mit Vorsicht einsetzen (u. U. Verstärkung von Suizidalität!)
- bei älteren oder körperlich kranken Patienten Verordnung neuerer Antidepressiva mit geringeren Nebenwirkungen, z.B. Fluoxetin 20 mg tgl. oder Mirtazapin 30 mg tägl.
- bei leichteren depressiven Störungen Versuch mit pflanzlichen Präparaten, z.B. Johanniskrautextrakt

Weitere Maßnahmen

- Hinzuziehen eines Facharztes zur Beurteilung und Therapieplanung, ggfs. Ansetzen einer Medikation zur Langzeitprophylaxe
- bei erhöhtem Suizidrisiko Krankenhauseinweisung
- zusätzlich intensivierte Psychotherapiemaßnahmen (z.B. kognitive Therapie, interpersonelle Therapie [IPT]) zur Behandlung in der Akutphase und zur Rückfallprophylaxe

F34 anhaltende affektive Störungen

Symptomatik

Über mindestens 2 Jahre andauernde oder wechselhafte

- depressive Verstimmung mit
  - vermindertem Antrieb oder Aktivität
  - Schlaflosigkeit
  - Verlust des Selbstvertrauens
  - Konzentrationsschwierigkeiten
  - sozialem Rückzug
  - Verlust des Interesses oder der Freude an Sexualität
  - verminderter Gesprächigkeit
  - Pessimismus bezüglich der Zukunft und Grübelneigung bezüglich der Vergangenheit

- gehobene Stimmung mit
  - vermehrtem Antrieb oder Aktivität
  - herabgesetztem Schlafbedürfnis
  - überhöhtem Selbstgefühl
  - geschärftem oder ungewöhnlich kreativem Denken
  - vermehrter Geselligkeit
  - größerer Gesprächigkeit
  - gesteigertem Interesse an und Sicheinlassen in sexuelle Aktivitäten
  - übermäßigem Optimismus

Diagnostische Kategorien

F34.0 Zyklothymia
andauernde Stimmungsinstabilität mit zahlreichen depressiven und hypomanischen Perioden, ohne daß die Kriterien für eine bipolare affektive oder rezidivierende depressive Episode erfüllt werden; häufiger bei Verwandten von Patienten mit bipolaren affektiven Störungen

F34.1 Dysthymia (neurotische Depression)
chronische, mehrere Jahre andauernde leichtere depressive Verstimmung, ohne daß die Kriterien für eine rezidivierende depressive Störung erfüllt werden

Differentialdiagnose

- bei ausgeprägten affektiven Syndromen siehe F30-F33
- Ausschluß organischer oder substanzbedingter psychischer Störungen
- abzugrenzen von reaktiv bedingten affektiven Veränderungen (F4) nach belastenden Lebensereignissen

Therapeutische Hinweise

Im Gespräch

- wiederholte Einschätzung der Suizidalität: ist der Patient sich sicher, Selbstmordgedanken widerstehen zu können?
- bei leichteren depressiven Verstimmungen Planung kurzweiliger Aktivitäten, die Freude bringen, u.U. ergotherapeutische Behandlung
- Handlungen entgegenwirken, die krankheitsbedingt auf zu pessimistischen oder zu optimistischen Einschätzungen beruhen
- bei Vorliegen körperlicher Beschwerden Besprechung des Zusammenhangs zwischen Stimmung und körperlichen Symptomen; nur unbedingt erforderliche diagnostische Abklärung durchführen
- lang andauernde affektive Störungen können zu erheblichen psychosozialen Problemen führen, z.B. durch Rückzug von Mitmenschen oder häufigen Fehlzeiten am Arbeitsplatz
- deshalb frühzeitige Überweisung in psychotherapeutische Behandlung (Verhaltenstherapie, psychodynamische Therapieformen) sowie Entspannungsübungen (z.B. Autogenes Training)
- Patienten mit Zyklothymia suchen nur selten ärztliche Behandlung auf, da die Perioden mit gehobener Stimmung meist als angenehm erlebt werden

Medikation

bei Zyklothymia

- in einigen Fällen hat sich die Gabe sehr niedriger Dosen eines hochpotenten Neuroleptikums als hilfreich erwiesen
- bei ausgeprägteren hypomanischen Schwankungen Indikation zur Lithiumtherapie prüfen

bei Dysthymia

- Gabe von Benzodiazepinen vermeiden (hohes Abhängigkeitsrisiko)
- sofern neben psychotherapeutischen Maßnahmen erforderlich, antidepressive Medikation, z.B. Serotoninwiederaufnahmehemmer wie Fluoxetin 20 mg tgl. (siehe auch F32)
- bei Schlafstörungen z.B. Amitriptylin 75 mg z.N. oder niedrigpotente Neuroleptika, z.B. Promethazin 50 mg z.N. (siehe auch F51)

Weitere Maßnahmen

- frühzeitige fachärztliche Vorstellung zur Beurteilung und Therapieplanung, um einer Chronifizierung vorzubeugen
- psychotherapeutische Begleitung (psychodynamische Verfahren, Verhaltenstherapie)
- in chronifizierten Fällen kann eine teilstationäre Behandlung (Tagesklinik) oder stationäre Psychotherapie sinnvoll sein

F4 NEUROTISCHE, BELASTUNGS- UND SOMATOFORME STÖRUNGEN

- neurotische Störungen sind Störungen der Erlebnis- und Konfliktverarbeitung, die sich im wesentlichen vor dem Hintergrund pathogen wirksamer Umwelteinflüsse entwickeln

- nach psychoanalytischer Auffassung entstehen Neurosen durch unbewußte Konflikte aus der Kindheit und Adoleszenz, die im Erwachsenenalter durch bestimmte auslösende Ereignisse reaktualisiert werden

- nach lerntheoretischer Auffassung handelt es sich um ein erlerntes (konditioniertes), fehlangepaßtes Verhalten

- im Gegensatz zur in spezifischen Situationen auftretenden Angst bei einer phobischen Störung (F40) kommt es bei einer Panikstörung (F41.0) zu unvorhersehbaren Angstattacken

- der generalisierten Angststörung (F41.1) entspricht am ehesten das Konzept der Angstneurose mit anhaltenden, unspezifischen Ängsten und psychovegetativer Anspannung

- in der Primärversorgung häufig vorkommende Mischbilder von Angst und Depression leichterer Ausprägung sind unter F41.2 zu verschlüsseln

- die Zwangsstörung (F42) ist durch das Auftreten von Zwangsgedanken oder Zwangshandlungen gekennzeichnet

- Anpassungs- und Belastungsstörungen (F43) sind zeitlich begrenztere Reaktionen auf bestimmte belastende Ereignisse

- F44 beinhaltet die dissoziativen Störungen (Konversionsstörungen). Hier werden die früher als „hysterisch“ bezeichneten psychogenen Störungen des Bewußtseins (z.B. Amnesie) und sogenannte pseudoneurologische Störungen (z.B. psychogene Lähmung) klassifiziert

- somatoforme Störungen (F45) sind durch wiederholte körperliche Beschwerden ohne entsprechendes somatisches Korrelat gekennzeichnet

F40 phobische Störung

Symptomatik

- unverhältnismäßig starke Angst, die ausschließlich oder überwiegend durch eindeutig definierte, im allgemeinen ungefährliche Objekte oder Situationen hervorgerufen wird
- Auftreten von körperlichen (Herzklopfen, Schweißausbrüche, Zittern, Übelkeit, Luftnot) und psychischen (Schwäche, Schwindel, Unwirklichkeitsgefühl, Angst vor Kontrollverlust, Todesangst) Beschwerden in angstbesetzten Situationen
- führt zur Vermeidung solcher Situationen und zu Erwartungsangst
- typische angstauslösende Situationen sind
  - das Haus zu verlassen
  - offene Plätze
  - in der Öffentlichkeit zu sprechen
  - Menschenmengen oder öffentliche Einrichtungen
  - Reisen mit Bus, Auto, Zug oder Flugzeug
  - soziale Ereignisse
- aufgrund der Angstsymptomatik können Patienten vollständig an ihr Haus gefesselt sein oder sie können nicht mehr allein sein

Diagnostische Kategorien

F40.0 Agoraphobie
Furcht vor oder Vermeiden von Menschenmengen, öffentlichen Plätzen, Reisen allein oder mit weiter Entfernung von Zuhause

F40.1 soziale Phobien
Furcht vor oder Vermeiden von sozialen Situationen wie Essen oder Sprechen in der Öffentlichkeit, Teilnahme an kleinen Gruppen (z.B. Parties, Konferenzen), typische Beschwerden sind Erröten, Händezittern, Übelkeit und Harndrang

F40.2 spezifische (isolierte) Phobien
Furcht vor oder Vermeiden von anderen als den bereits genannten Situationen oder Objekten, wie z.B. Tieren, Höhen, Donner, Fliegen im Flugzeug, engen geschlossenen Räumen (Fahrstuhl, Tunnel), Anblick von Blut, Spritzen, (Zahn-)Arztbesuch

Differentialdiagnose

- abzugrenzen von wahnhaft oder durch halluzinatorisches Erleben bedingter Angst vor bestimmtem Situationen sowie von kulturell akzeptierten Anschauungen
- tritt häufig gleichzeitig mit depressiven Symptomen auf
- zu unterscheiden von weiteren Angststörungen, wobei neben einer Phobie auch eine andere Angststörung (besonders Panikstörung, siehe F41) bestehen kann

Therapeutische Hinweise

Im Gespräch

- angstauslösende Situationen (vor allem beim ersten Auftreten der Symptomatik) müssen ebenso wie derzeit vorhandene kritische Lebensereignisse (z.B. Trennungen) sorgfältig exploriert und thematisiert werden
- Angst wird durch das Vermeiden angstauslösender Situationen verstärkt, die Konfrontation damit hilft, die Angst zu überwinden
- Herausstellen übertriebener Befürchtungen, die in solchen Situationen auftreten (z.B. in der Öffentlichkeit ohnmächtig zu werden)
- Erörterung von Möglichkeiten, solche übertriebenen Befürchtungen abzubauen (z.B. sich selbst zu sagen:“Diese Menschenmenge ängstigt mich zwar, das geht aber in ein paar Minuten vorüber“)
- Planen einzelner Behandlungsschritte, um in angstauslösenden Situationen Selbstsicherheit aufzubauen:
    - Herausarbeiten eines ersten, umsetzbaren Schrittes zur Angstreduktion (z.B. mit einem Angehörigen das Haus für einen kurzen Spaziergang zu verlassen)
    - diesen Schritt so oft wiederholen, bis keine Angst davor mehr auftritt. Wenn in dieser Situation Angst auftritt, solange aushalten, bis die Angst nachläßt (was nach wenigen Minuten immer der Fall ist)
    - mit dem nächsten Schritt eine schwierigere Situation aufsuchen und die Übung wiederholen (z.B. für einen längeren Zeitraum außer Haus zu sein)
    - dieses Vorgehen so lange wiederholen, bis der Patient die angstauslösende Situation bewältigen kann
- Vermeiden von Alkohol- und Medikamentenkonsum zur Angstreduktion

Medikation

- die Anwendung der oben beschriebenen Methoden macht bei vielen Patienten eine medikamentöse Behandlung überflüssig
- bei Patienten mit unregelmäßig auftretenden Symptomen kann der gelegentliche Gebrauch niedrigpotenter Neuroleptika hilfreich sein, z.B. Promethazin 25 mg
- bei schwerer, häufig auftretender Angstsymptomatik oder bei gleichzeitig bestehender depressiver Symptomatik können Antidepressiva hilfreich sein, z.B. Imipramin oder Clomipramin 25-150 mg tgl. in einschleichender Dosierung oder Fluoxetin 20 mg tgl. Bei sozialer Phobie ggfs. Gabe von Moclobemid einschleichend bis 600 mg tgl.
- Gabe von Benzodiazepinen vermeiden (erhöhtes Abhängigkeitsrisiko!)

Weitere Maßnahmen

- Einüben kontrollierter Atem- und Entspannungstechniken zur Reduktion der körperlichen Angstsymptomatik (z.B. Autogenes Training)
- Hinzuziehen eines Facharztes, wenn die behindernden Ängste (z.B. das Haus nicht mehr verlassen zu können) nach Anwendung der oben genannten Maßnahmen anhalten
- verhaltenstherapeutische Verfahren (Reizkonfrontation, kognitive Therapie) zeigen gute Erfolge

F41 andere Angststörungen

Symptomatik

Entweder

- plötzliche, unvorhersehbare Angst- oder Panikattacken mit körperlichen Symptomen wie Herzklopfen, Brustschmerz, Erstickungsgefühlen, Oberbauchbeschwerden, Schwindel, Entfremdungsgefühlen oder Furcht vor einem Unglück (die Kontrolle zu verlieren oder wahnsinnig zu werden, einen Herzanfall zu erleiden oder plötzlich zu sterben) von meist nur wenigen Minuten Dauer
- die häufig zur Furch führt vor einer neuen Attacke und zum Vermeiden von Situationen, in denen solche Attacken aufgetreten sind oder von körperlichen Betätigungen und Aktivitäten, die der Panik ähnliche Körpersensationen hervorrufen können

Oder

- über Monate anhaltende Anspannung, Besorgnis und Befürchtungen in Bezug auf alltägliche Ereignisse oder Probleme
- begleitet von psychischen (Nervosität, Reizbarkeit, Einschlafstörungen, Konzentrationsschwierigkeiten, Schwäche, Schwindel, Entfremdungsgefühlen, Todesangst oder Angst vor Kontrollverlust) und körperlichen (Spannungskopfschmerz, Zittern, Schwitzen, Herzklopfen oder Herzrasen, Mundtrockenheit, Oberbauchbeschwerden, Muskelverspannungen) Beschwerden

Diagnostische Kategorien

F41.0 Panikstörung (episodisch paroxysmale Angst)
nicht auf spezifische Situationen begrenzte, plötzlich auftretende Angstattacken mit oben genannten psychischen und körperlichen Symptomen

F41.1 generalisierte Angststörung (Angstneurose)
über Monate anhaltende, nicht auf spezifische Situationen begrenzte generalisierte (frei flottierende) Angst mit oben genannten psychischen und körperlichen Symptomen

F41.2 Angst und depressive Störung gemischt
gleichzeitiges Bestehen leichterer Angst- und depressiver Symptome begleitet von vegetativen Beschwerden

F41.3 sonstige gemischte Angststörung
Angstsymptome gemischt mit Merkmalen anderer Störungen aus F42-F48

Differentialdiagnose

- abzugrenzen von Angst- und Panikzuständen bei körperlichen Erkrankungen wie z.B. bei Hyperthyreose, Phäochromozytom, Hypoglykämie, koronaren Herzerkrankungen und Herzrhythmusstörungen
- Ausschluß von substanzbedingten psychischen Störungen (F1) wie Intoxikationen (z.B. durch Koffein und Amphetamine) und Entzugssyndromen (z.B. Benzodiazepinentzugssyndrom)
- häufig im Zusammenhang mit anderen psychischen Störungen, wie etwa depressiven Erkrankungen (F3) oder Zwangsstörungen (F42)
- Abgrenzung zur spezifischen, situationsgebundenen Angst bei einer Phobie (F40)

Therapeutische Hinweise

Im Gespräch

Bei Panikattacken

- Situationen, in denen Panikattacken auftreten (vor allem beim ersten Auftreten der Symptomatik) müssen ebenso wie derzeit vorhandene kritische Lebensereignisse (z.B. Trennungen) sorgfältig exploriert und thematisiert werden
- Angst löst häufig erschreckende körperliche Symptome aus. Brustschmerz, Schwindel oder Kurzatmigkeit sind nicht notwendigerweise Zeichen einer schweren körperlichen Krankheit
- seelische und körperliche Angstsymptome verstärken sich gegenseitig
- Verlassen oder Vermeiden von Situationen, in denen Panikattacken aufgetreten sind, führt zur Verstärkung der Angst
- Konzentration auf die Kontrolle der Angst, nicht auf die körperlichen Beschwerden
- Verdeutlichen übertriebener Befürchtungen, die während der Panikattacke auftreten (z.B. die Befürchtung, einen Herzanfall zu erleiden). Erörterung von Möglichkeiten, solche Befürchtungen abzubauen (sich selbst zu sagen: „Ich habe keinen Herzanfall. Das ist eine Panikattacke, die in wenigen Minuten vorüber ist")

Bei generalisierter oder gemischter Angststörung

- angstauslösende Situationen (vor allem beim ersten Auftreten der Symptomatik) müssen ebenso wie derzeit vorhandene kritische Lebensereignisse (z.B. Trennungen) sorgfältig exploriert und thematisiert werden
- die wirksamste Erleichterung ensteht durch erlernbare Fähigkeiten, den Einfluß der Belastungen zu verringern, nicht durch Beruhigungsmittel
- Entspannungsmethoden üben zur Reduktion körperlicher Symptome
- Planen von kurzweiligen Aktivitäten zur Entspannung oder Ablenkung. Wiederaufnahme von in der Vergangenheit hilfreichen Aktivitäten
- Verdeutlichen übertriebener Sorgen oder pessimistischer Gedanken (z.B. wenn die Tochter sich nach der Schule um 5 Minuten verspätet, nicht gleich an einen Unfall zu denken!). Erörterung von Möglichkeiten, solche negativen Gedanken abzubauen (z.B. bei der Sorge über die Tochter sich selbst zu sagen:"Ich verstricke mich schon wieder in meinen Sorgen. Sie hat sich nur wenige Minuten verspätet und wird gleich hier sein")
- Anleitungen zu strukturierten Problemlösestrategien können Patienten den Umgang mit besorgniserregenden Belastungen erleichtern. Konzentration auf ein bestimmtes Problem. Den Patienten auffordern, mögliche Lösungen aufzuschreiben, und Erarbeiten konkreter Schritte zu deren Erreichen
- regelmäßige körperliche Betätigung

Medikation

- bei Panikattacken ist häufig keine medikamentöse Therapie erforderlich
- Behandlung unregelmäßig auftretender Panikattacken mit niedrigpotenten Neuroleptika (z.B. Promethazin 25 mg) oder bei häufig auftretenden Panikattacken oder generalisierter Angststörung mit Antidepressiva (z.B. Imipramin oder Clomipramin 25-150 mg tgl. in einschleichender Dosierung)
- Gabe von Benzodiazepinen vermeiden (erhöhtes Abhängigkeitsrisiko!)

Weitere Maßnahmen

- Vermeiden unnötiger körperlicher Untersuchungen oder Therapien
- bei trotz der oben beschriebenen Maßnahmen länger als 3 Monate andauernden Panikattacken oder Angstsymptomen fachärztliche Vorstellung
- psychotherapeutische Verfahren (Verhaltenstherapie, psychodynamische Therapieformen) sowie Entspannungsübungen (z.B. Autogenes Training)

F42 Zwangsstörung
(Zwangsneurose)

Symptomatik

- wiederkehrende Zwangsgedanken oder Zwangshandlungen, die als von der eigenen Person ausgehend, dabei aber als unangenehm und sinnlos erlebt werden und die normalen Aktivitäten stören
- Versuch, Widerstand gegen derartige Zwangsgedanken oder -handlungen zu leisten
- häufig begleitet von Angst bei Unterlassung der Zwänge
- Zwangsgedanken oder -handlungen werden von Patienten meist als sehr beschämend erlebt und erst auf direktes Nachfragen geäußert
- mögliche Hinweise auf eine derartige Störung sind z.B. ekzematöse Veränderungen der Haut (Waschzwang), ständiges Zuspätkommen oder Verpassen von Terminen (Kontrollzwang vor Verlassen des Hauses)

Zwangsgedanken/Zwangsimpulse

- sich stereotyp aufdrängende sinnlose Ideen oder Impulse häufig gewalttätigen oder obzönen Inhalts (z.B. das eigene Kind zu töten)
- werden als eigene Gedanken erlebt, dabei für die Persönlichkeit untypisch und quälend
- möglich sind auch endlose Überlegungen unwägbarer Alternativen mit Unfähigkeit, alltägliche Entscheidungen zu treffen

Zwangshandlungen

- meist auf Reinlichkeit (Händewaschen), Ordnung und Sauberkeit bezogen oder wiederholte Kontrollen, um eine möglicherweise gefährliche Situation zu verhindern (Türen, Fenster, Gashahn)
- häufig von stundenlanger Dauer mit erheblicher Beeinträchtigung alltäglicher Aktivitäten

Diagnostische Kategorien

F42.0 vorwiegend Zwangsgedanken oder Grübelzwang
F42.1 vorwiegend Zwangshandlungen (Zwangsrituale)
F42.2 Zwangsgedanken und -handlungen gemischt

Differentialdiagnose

- tritt häufig in Zusammenhang mit depressiven Symptomen auf (F3)
- abzugrenzen von wahnhaft oder durch halluzinatorisches Erleben bedingten stereotypen Gedanken oder Handlungen bei Vorliegen einer psychotischen Störung (F2), manchmal auch einer psychotischen Störung vorangehend
- Ausschluß einer organischen psychischen Störung (F0) (z.B. unwillkürliches Ausstoßen von Schimpfworten bei Gilles de la Tourette-Syndrom)

Therapeutische Hinweise

Im Gespräch

- genaue Exploration der auslösenden Situation und der durch die Symptomatik verursachten psychosozialen Einschränkungen
- Entlastung von Scham- und Schuldgefühlen, die in Zusammenhang mit der Symptomatik entstanden sind
- Zwangssymptome sind als Krankheit zu verstehen und einer Behandlung zugänglich

Psychotherapie

- verhaltenstherapeutische Verfahren wie Reizkonfrontations-, Reaktionsverhinderungs- und kognitive Methoden, insbesondere bei Zwangshandlungen oder symptombedingten massiven psychosozialen Einschränkungen

Medikation

- Antidepressiva wie Clomipramin (25-150 mg tgl. in einschleichender Dosierung, evtl. höhere Dosierung erforderlich) oder Serotoninwiederaufnahmehemmer (z.B. Fluoxetin 20 mg tgl., evtl. höhere Dosierung erforderlich) begleitend zu psychotherapeutischen Maßnahmen

Weitere Maßnahmen

- fachärztliche Vorstellung bei länger als 3 Monate andauernder Symptomatik oder erheblicher psychosozialer Einschränkung

F43 Reaktionen auf schwere Belastungen und Anpassungsstörungen

Symptomatik

- Reaktion auf eine akute schwere Belastung oder anhaltende belastende Lebensumstände mit
  - gedrückter oder trauriger Stimmung
  - Angst oder vermehrter Besorgtheit
  - Gefühl, das Ereignis nicht bewältigen zu können
  - Schlafstörungen
  - körperlichen Beschwerden (Kopfschmerzen, Bauchschmerzen, Brustschmerz, Herzklopfen u.a.)
- dauert gewöhnlich nur einige Tage oder Wochen an

Diagnostische Kategorien

F43.0 akute Belastungsreaktion (psychischer Schockzustand)
unmittelbar auf eine außergewöhnliche Belastung (schwerer Unfall, Naturkatastrophe, Verbrechen) folgender Zustand mit anfänglicher „Betäubung", im weiteren Verlauf Depression, Angst, Ärger, Verzweiflung, Überaktivität oder Rückzug, der innerhalb von 3 Tagen abklingt

F43.1 posttraumatische Belastungsstörung (traumatische Neurose)
direkt oder verzögert (innerhalb von 6 Monaten) einsetzende Reaktion auf eine außergewöhnliche Belastung (Naturkatastrophe, Folter, Terrorismus) mit wiederholtem Erleben des Traumas in sich aufdrängenden Erinnerungen, Alpträumen, emotionaler Gleichgültigkeit, vegetativer Übererregbarkeit und Vermeiden von Aktivitäten oder Situationen, die an das Trauma erinnern könnten, häufig verbunden mit Angst, Depression, Suizidgedanken (Dauer bis zu mehreren Jahren; kann chronifizieren und in eine andauernde Persönlichkeitsänderung (F62.0) übergehen)

F43.2 Anpassungsstörungen (z.B. depressive Reaktion, abnorme Trauerreaktion)
innerhalb eines Monats bei subjektiver Belastung (Trauerfall, Trennung, Arbeitslosigkeit) einsetzende Symptomatik mit depressiver Stimmung, Angst, Besorgnis und Beeinträchtigung sozialer Funktionen und alltäglicher Aktivitäten (mit Ausnahme der längeren depressiven Reaktion, Dauer nicht über 6 Monate)

Differentialdiagnose

- Belastungsreaktionen und Anpassungsstörungen sind in erster Linie von anderen in Kapitel F4 aufgeführten Störungen der Erlebnisverarbeitung abzugrenzen, so z. B.:
  - dissoziative (Konversions-) Störungen (F44): plötzlicher Beginn ungewöhnlicher oder dramatischer körperlicher oder psychischer Symptome
  - generalisierte Angststörung (F41.1), Panikstörung (F41.0)
- bei Weiterbestehen von depressiven Symptomen muß an affektive Störungen (F3) gedacht werden

Therapeutische Hinweise

Im Gespräch

- Anerkennung der Bedeutung des belastenden Lebensereignisses
- Verstärkung positiver Schritte des Patienten zu dessen Bewältigung
- Verdeutlichen möglicher Schritte des Patienten zur Veränderung der belastenden Situation; bei Unveränderbarkeit der Situation Erörterung von Bewältigungsstrategien
- kurzzeitige Erholungs- und Entspannungsmaßnahmen können hilfreich sein
- Ermutigung zur Wiederaufnahme der gewohnten Aktivitäten innerhalb weniger Wochen

Medikation

- bei ausgeprägten Schlafstörungen können Antidepressiva wirksam sein, z.B. Amitriptylin 75 mg z.N., aber auch niedrigpotente Neuroleptika wie Prothipendyl 80 mg
- die kurzzeitige Gabe von Benzodiazepinen bei starken Ängsten unmittelbar nach dem belastenden Ereignis kann möglicherweise der Entwicklun einer posttraumatischen Belastungsstörung vorbeugen helfen. Beachtung des Abhängigkeitsrisikos!
- unterstützend Gabe niedrigpotenter Neuroleptika, z. B. Promethazin 25-100 mg tägl.

Weitere Maßnahmen

- bei schwer traumatisierten Patienten oder bei über einen Monat anhaltender Symptomatik trotz Anwendung der oben genannten Maßnahmen Hinzuziehen eines Facharztes
- konfliktzentrierte Psychotherapieverfahren (Krisenintervention)
- bei posttraumatischer Belastungsstörung verhaltenstherapeutische Maßnahmen
- bei drängenden Suizidgedanken Einweisung in stationäre Behandlung

F44 dissoziative Störungen (Konversionsstörungen)
(hysterische Neurose, Konversionsneurose)

Symptomatik

- teilweiser oder vollständiger Verlust des Erinnerungsvermögens, der Sinneswahrnehmung oder der Bewegungsfähigkeit, z.B. Amnesie, Trance, Sensibilitätsstörungen, Sehstörungen, Lähmungen, Aphonie, Krampfanfälle
- Fehlen einer die Beschwerden hinreichend erklärenden körperlichen Erkrankung
- häufig verbunden mit psychischen Belastungen oder schwierigen Lebensumständen
- im Akutfall
  - möglicherweise dramatische und außergewöhnliche Symptome
  - möglicherweise von Minute zu Minute wechselndes Ausmaß
  - die Symptomatik kann abhängig von der Aufmerksamkeit anderer sein
- in chronifizierten Fällen können Patienten eher ruhig wirken im Kontrast zur Schwere der geklagten Beschwerden
- große kulturspezifische Variationsbreite

Diagnostische Kategorien

F44.0 dissoziative Amnesie
Verlust des Erinnerungsvermögens an aktuelle (belastende) Ereignisse

F44.1 dissoziative Fugue
nicht geplante, äußerlich normal organisierte Reise mit Vorliegen einer Amnesie für den Zeitraum der Reise

F44.2 dissoziativer Stupor
beträchtliche Verringerung oder Fehlen willkürlicher Bewegungen und Reaktionen auf äußere Reize

F44.3 Trance- und Besessenheitszustände
zeitweiliger Verlust der persönlichen Identität und der vollständigen Umgebungswahrnehmung außerhalb religiös oder kulturell akzeptierter Situationen

F44.4 dissoziative Bewegungsstörungen (z.B. psychogene Lähmungen; psychogene Aphonie)
vollständiger oder teilweiser Verlust der Bewegungsfähigkeit eines oder mehrerer Körperglieder oder des Sprachvermögens

F44.5 dissoziative Krampfanfälle
epileptischen Anfällen ähnliche Symptomatik ohne Bewußtseinsverlust, Zungenbiß, Urinabgang oder Verletzung beim Sturz

F44.6 dissoziative Sensibilitäts- und Empfindungsstörung
vollständiger oder teilweiser Verlust normaler Hautempfindungen oder Verlust des Seh-, Hör- oder Riechvermögens

F44.7 dissoziative Störungen (Konversionsstörungen), gemischt
Kombinationen der oben angegebenen Störungen

Differentialdiagnose

- sorgfältige Erwägung körperlicher Ursachen. Frühsymptome neurologischer Erkrankungen (z.B. Multiple Sklerose) können Konversionssymptomen ähneln
- dissoziative Symptome können auch in Zusammenhang mit anderen psychischen Störungen stehen, z.B. somatoformen (F45) oder affektiven (F3) Störungen
- oft liegt eine Komorbidität mit einer organischen Erkrankung (z.B. „Hysteroepilepsie") vor

Therapeutische Hinweise

Im Gespräch

- Anerkennen der Bedeutung von aktuellen Belastungen oder Schwierigkeiten (wobei der Patient anfänglich nicht notwendigerweise eine Verbindung zwischen Belastungen und gegenwärtiger Symptomatik sehen muß; diese sollte in wiederholten Gesprächen mit dem Patienten herausgearbeitet werden)
- Positive Verstärkung bei Symptombesserung. Versuch, den Patienten nicht in seiner Symptomatik zu bestärken
- Empfehlung zu kurzer Erholung und Entlastung, anschließend Wiederaufnahme der gewohnten Beschäftigungen

Medikation

- Vermeiden von Benzodiazepinen (erhöhtes Abhängigkeitsrisiko!)
- in chronifizierten Fällen und bei Vorhandensein depressiver Symptome können Antidepressiva hilfreich sein, z.B. Doxepin 75-150 mg tgl. in einschleichender Dosierung

Weitere Maßnahmen

- obwohl die Symptome psychischen Ursprungs sind, können körperliche Komplikationen (wie z.B. Kontrakturen) entstehen
- Krankengymnastik bei chronifizierten Störungen oder Patienten mit somatischem Krankheitskonzept („Brücke bauen")
- bei länger als einen Monat andauernder Symptomatik Hinzuziehen eines Facharztes
- psychotherapeutische Verfahren (je nach Indikationsstellung stützend oder aufdeckend) in ambulantem oder stationären Rahmen

F45 somatoforme Störungen
(funktionelle Störungen, psychogene Funktionsstörungen)

Symptomatik

- Vielzahl körperlicher Symptome ohne ausreichende somatische Erklärung (setzt eine eingehende Anamnese und körperliche Untersuchung voraus)
- übermäßige Besorgnis über die körperlichen Beschwerden
- häufig einhergehend mit Depression und Angst
- häufige Arztbesuche und negative Untersuchungsergebnisse
- Akzeptanz der ärztlichen Mitteilungen nur für kurze Zeiträume, dann wieder hartnäckige Überzeugung, daß die medizinischen Feststellungen nicht zutreffen
- bei gleichzeitigem Vorliegen organischer Erkrankungen erklären diese nicht das Ausmaß der Beschwerden und der innerlichen Beteiligung des Patienten

Diagnostische Kategorien

F45.0 Somatisierungsstörung
Schilderung multipler, wiederholt auftretender und häufig wechselnder körperlicher Symptome, die bereits mindestens zwei Jahre bestehen und für die keine ausreichende organische Grundlage vorliegt

F45.1 undifferenzierte Somatisierungsstörung
atypische Form der Somatisierungsstörung, die nicht die oben angegebenen Kriterien erfüllt

F45.2 hypochondrische Störung (hypochondrische Neurose)
seit mindestens 6 Monaten anhaltende Überzeugung vom Vorhandensein einer oder mehrerer schwerer körperlicher Erkrankungen (z.B. Karzinom, Geschlechtskrankheit), die dem Betroffenen als Erklärung für vorhandene Beschwerden dienen und häufig mit einer Überinterpretation normaler Körpersensationen einhergehen

F45.3 somatoforme autonome Funktionsstörung (funktionelle Störung, z.B. Herzneurose)
Symptome der autonomen (vegetativen) Erregung, die der Patient einem oder mehreren Organsystemen (Herz und kardiovaskuläres System, Gastrointestinaltrakt, respiratorisches oder Urogenitalsystem) zuordnet

F45.4 anhaltende somatoforme Schmerzstörung
anhaltender, schwerer und belastender Schmerz, ohne daß eine angemessene körperliche Erkrankung gesichert werden kann

Differentialdiagnose

- Ausschluß körperlicher Ursachen der geklagten Beschwerden, die diese angemessen erklären
- bei vorrangig gedrückter oder trauriger Stimmung ist an das Vorliegen eines hypochondrischen Wahns im Rahmen einer depressiven Störung (F3) zu denken
- bei bizarren körperlichen Symptomen (z.B. der Überzeugung, daß Organe verfaulen würden) handelt es sich evtl. um eine coenästhetische psychotische Störung (F2)
- Abgrenzung körperlicher Sensationen während einer Angststörung (F40-F41)

Therapeutische Hinweise

Im Gespräch

- Schwerpunkt liegt auf der Symptombewältigung, nicht auf der körperlichen Ursachenfindung
- Heilung kann manchmal nicht möglich sein; Ziel ist bei möglicherweise anhaltenden Symptomen, so gut wie möglich damit zu leben
- Anerkennung des tatsächlichen Vorhandenseins der Symptome; es handelt sich nicht um Lügen oder Erfindungen
- den Patienten fragen, worin er die Ursache seiner Beschwerden sieht, und Anbieten einer angemessenen Erklärung
- Erörterung emotionaler Belastungen zum Zeitpunkt des erstmaligen Auftretens der Beschwerden
- Entspannungsübungen (z.B. Autogenes Training) können bei spannungsbedingten Symptomen (Kopfschmerzen, Nacken- oder Rückenschmerzen) Erleichterung verschaffen
- Ermutigung zu körperlicher Betätigung und angenehmen Beschäftigungen. Nicht abwarten, bis alle Symptome verschwunden sind, bevor der Patient sein Alltagsleben wieder aufnimmt
- bei Patienten mit chronischen Beschwerden können regelmäßig vereinbarte, zeitlich begrenzte Termine häufige, dringliche Besuche überflüssig machen
- Vermeiden unnötiger Untersuchungen und Verschreibungen neuer Medikamente bei jedem neu aufgetretenen Symptom

Medikation

- Antidepressiva, z.B. Clomipramin 75 mg tgl., können in einigen Fällen (z.B. bei Kopfschmerzen, Reizdarmsyndrom, atypischem Brustschmerz) hilfreich sein
- unterstützend können auch pflanzliche Präparate, z.B. Johanniskrautextrakt oder niedrigpotente Neuroleptika, z.B. Promethazin 25-100 mg tgl., verordnet werden
- Vermeiden von Benzodiazepinen (Abhängigkeitsrisiko)

Weitere Maßnahmen

- bei länger als 3 Monate andauernden Symptomen Überweisung zum Facharzt zur Abklärung einer differentiellen Psychotherapieindikation
- bei langjährig chronifizierter Symptomatik stützende psychotherapeutische Begleitung

F48 sonstige neurotische Störungen

Symptomatik

Bei Neurasthenie

- geistige oder körperliche Ermüdung
- Erschöpfung nach geringsten Anstrengungen
- verminderte Energie
- begleitet von
    - Schwindelgefühlen
    - Kopfschmerzen
    - Schlafstörungen
    - Unfähigkeit zu entspannen
    - Reizbarkeit
    - wechselnden körperlichen Beschwerden

Neurasthenie kann im Anschluß an eine Infektion oder eine andere körperliche Erkrankung auftreten

Bei Depersonalisations-/Derealisationssyndrom

- Gefühl der Unwirklichkeit die eigenen Gedanken, den Körper oder die Umgebung betreffend
- diese Entfremdungserlebnisse treten meist in Verbindung mit anderen psychischen Störungen auf; therapeutische Hinweise siehe dort!

Diagnostische Kategorien

F48.0 Neurasthenie
anhaltende Klagen über gesteigerte Ermüdbarkeit nach geistiger oder körperlicher Anstrengung und weitere unspezifische Symptome; häufig im Anschluß an körperliche Erkrankungen

F48.1 Depersonalisations-/Derealisationssyndrom
Entfremdung und Loslösung vom eigenen Denken, vom Körper oder der umgebenden realen Welt bei Krankheitseinsicht

F48.8 sonstige näher bezeichnete neurotische Störungen (z.B. Schreibkrämpfe, psychogene Synkope)

Differentialdiagnose

- körperliche Erkrankungen, die mit gesteigerter Ermüdbarkeit einhergehen, weshalb eine eingehende Anamnese und körperliche Untersuchung notwendig ist
- bei vorrangig multiplen körperlichen Beschwerden ist an das Vorliegen einer somatoformen Störung (F45) zu denken
- Derealisations- und Depersonalisationsphänomene sind unspezifisch und können bei epileptischen Anfällen, organischen (F0), substanzbedingten (F1), psychotischen (F2), affektiven (F3) oder bei anderen neurotischen Störungen auftreten

Therapeutische Hinweise

Bei Neurasthenie

Im Gespräch

- Exploration möglicher akuter oder chronischer Belastungsfaktoren, die in Zusammenhang mit den psychischen Symptomen stehen könnten
- Versicherung, daß Phasen mit gesteigerter Ermüdbarkeit und Erschöpfung häufig sind und gewöhnlich vorübergehen
- rehabilitative Maßnahmen sollten Aktivitäten zur Steigerung der Ausdauer beinhalten
- Empfehlung zu kurzer Erholung (weniger als 2 Wochen) und anschließend allmählicher Wiederaufnahme der gewohnten Aktivitäten
- Trainieren der Ausdauer durch allmählich gesteigerte körperliche Betätigung
- Hervorheben angenehmer und erfreulicher Beschäftigungen. Wiederaufnahme von in der Vergangenheit als hilfreich erlebten Aktivitäten

Medikation

- bei Neurasthenie bisher keine erfolgversprechende medikamentöse Behandlung, evtl. Gabe antriebssteigernder Antidepressiva wie Desipramin 25-150 mg tgl. in einschleichender Dosierung
- Versuch mit pflanzlichen Präparaten, z.B. Johanniskrautextrakt

Weitere Maßnahmen

- bei länger als 3 Monate anhaltender ausgeprägter Symptomatik Hinzuziehen eines Facharztes

Bei Depersonalisations-, Derealisationssyndrom:
siehe unter den Krankheitsbildern, mit denen dieses Syndrom vergesellschaftet ist!

F5 VERHALTENSAUFFÄLLIGKEITEN IN VERBINDUNG MIT KÖRPERLICHEN STÖRUNGEN UND FAKTOREN

- in diesem Abschnitt sind psychosomatische und verwandte Störungen zusammengefaßt

- unter F50 sind Eßstörungen wie Anorexie und Bulimie aufgeführt

- F51 beinhaltet Schlafstörungen nichtorganischer Genese, diese Kategorie sollte nur verwendet werden, wenn die Schlafstörung nicht Teil einer komplexeren psychischen Störung ist (z.B. Abhängigkeitserkrankung, Depression)

- nichtorganische sexuelle Funktionsstörungen werden unter F52 klassifiziert

- die Kategorie F53 (psychische und Verhaltensstörungen im Wochenbett) sollte nur verwendet werden, wenn die vorliegende Symptomatik nicht die Kriterien für eine andere psychische Störung erfüllt (z.B. eine affektive Störung (F3)

- F54 kennzeichnet psychische Faktoren und Verhaltenseinflüsse bei andernorts klassifizierten (psychosomatischen) Krankheiten, zusätzlich ist die körperliche Störung zu kodieren

- der Mißbrauch nicht im eigentlichen Sinne abhängigkeitserzeugender Substanzen (z.B. Laxantien, Analgetica) wird unter F55 klassifiziert, bei Konsum psychotroper Substanzen (illegale Drogen, Alkohol, Tranquilizer) siehe F1

F50 Eßstörungen

Symptomatik

- unangemessene Furcht, zu dick zu sein oder an Gewicht zuzunehmen
- beträchtliche Anstrengungen, Gewicht zu verlieren (strenge Diät, Erbrechen, Abführmittel, übertriebene körperliche Aktivitäten)
- möglicherweise Verleugnung von Problemen mit dem Gewicht oder Eßverhalten

Bei Bulimie

- Eßattacken: Konsum großer Mengen Nahrung in kürzester Zeit
- Versuch, dem dickmachenden Effekt der Nahrung entgegenzusteuern durch selbstinduziertes Erbrechen, Einnahme von Diuretika oder Laxantien
- Komplikationen durch wiederholtes Erbrechen, z.B. Elektrolytstörungen

Bei Anorexia nervosa

- Einhalten einer strengen Diät trotz sehr geringen Körpergewichtes
- gestörte Körperwahrnehmung als zu „dick“ trotz Untergewicht
- in der Folge metabolische und endokrine Funktionsstörungen, z.B. Elektrolytstörungen, Amenorrhoe

Diagnostische Kategorien

F50.0 Anorexia nervosa
absichtlich herbeigeführter und/oder aufrechterhaltener Gewichtsverlust (mindestens 15% unter Normalgewicht) mit oben genannten Symptomen

F50.1 atypische Anorexia nervosa
absichtlich herbeigeführter und/oder aufrechterhaltener Gewichtsverlust, wobei einige Schlüsselsymptome fehlen

F50.2 Bulimia nervosa
Anfälle von Heißhunger mit Freßattacken mindestens zweimal pro Woche und Erbrechen oder Gebrauch von Laxantien mit oben genannten Symptomen

F50.3 atypische Bulimia nervosa
wiederholte Eßattacken, wobei einige Schlüsselsymptome fehlen

F50.4 Eßattacken bei sonstigen psychischen Störungen
übermäßiges Essen als Reaktion auf belastende Ereignisse

F50.5 Erbrechen bei sonstigen psychischen Störungen
wiederholtes Erbrechen aufgrund emotionaler Belastung, auch bei dissoziativen Störungen oder Hypochondrie

Differentialdiagnose

- körperliche Ursachen eines Gewichtsverlusts (z.B. konsumierende Erkrankungen, Darmerkrankungen, Malabsorptionssyndrom)
- häufig begleitet von depressiven und Zwangssymptomen wie auch Merkmalen einer Persönlichkeitsstörung (F60)

Therapeutische Hinweise

Im Gespräch

- strenge Diät sowie Erbrechen und Mißbrauch von Diuretika und Laxantien können schwere körperliche Schäden verursachen
- normale Eßgewohnheiten zu entwickeln verhilft den Patienten zu größerer Kontrolle über Eßverhalten und Gewicht
- Thematisierung der symptomauslösenden bzw. -aufrechterhaltenden Bedingungen
- Betonung der Ineffektivität der oben beschriebenen Maßnahmen (Diät, Erbrechen) als Mittel zur Gewichtskontrolle
- Erstellen eines Ernährungsplans für jeden Tag, der auf einer normalen Aufnahme von Kalorien und Nährstoffen aufbaut, evtl. Diätberatung
- Veränderung extremer Überzeugungen hinsichtlich Gewicht, Figur und Essen (z.B. Kohlenhydrate machen unweigerlich dick) und rigider Denkschemata (z.B. von niemandem gemocht zu werden, wenn man nicht sehr dünn ist)
- Bei Bulimie: Identifikation von Situationen, in denen Eßattacken auftreten, und Entwickeln konkreter Pläne zur Vermeidung übermäßigen Essens in solchen Situationen

Medikation

- Antidepressiva, z.B. Imipramin 25-150 mg tgl. in einschleichender Dosierung, haben sich gelegentlich zur Kontrolle von Eßattacken als wirksam erwiesen

Weitere Maßnahmen

- Familienkonflikte können Eßprobleme verursachen oder aus diesen heraus entstehen. Eine Überweisung zur Familienberatung/-therapie kann überlegenswert sein.
- Hinzuziehen eines Facharztes bei trotz der obengenannten Maßnahmen länger als 3 Monate anhaltender oder körperlich gefährlicher Symptomatik
- sowohl Anorexie als auch Bulimie können überwachungs- oder behandlungspflichtige körperliche Störungen hervorrufen (Hypokaliämie, Krampfanfälle, kardiale Arrhythmien)
- bei Selbst- oder Fremdgefährdung stationäre Einweisung

F51 nichtorganische Schlafstörungen

Symptomatik

- Störungen von Dauer, Qualität oder Zeitpunkt des Schlafs aufgrund emotionaler Ursachen, z.B. Einschlafstörungen, unruhiger oder wenig erholsamer Schlaf, häufiges oder verlängertes Wachliegen
- Patienten zeigen sich übermäßig besorgt oder sind aufgrund der Schlafstörung tagsüber in ihrem Leistungsvermögen beeinträchtigt
- belastende Lebensereignisse, akute körperliche Erkrankungen oder Veränderungen des täglichen Rhythmus können kurzfristig Schlafstörungen verursachen
- beinhaltet auch abnorme Zustände, die während des Schlafs auftreten (Schlafwandeln, Alpträume, nächtliche Angstanfälle)

Diagnostische Kategorien

F51.0 nichtorganische Insomnie
ungenügende Dauer und Qualität des Schlafs mit Ein- und Durchschlafstörungen und frühmorgendlichem Erwachen (mindestens dreimal pro Woche)

F51.1 nichtorganische Hypersomnie
übermäßige Schlafneigung am Tag, Schlafanfälle oder verlängerter Übergang zum Wachzustand, nicht durch inadäquate Schlafdauer bedingt

F51.2 nichtorganische Störung des Schlaf-Wach-Rhythmus
Mangel an Übereinstimmung zwischen individuellem und von der Umgebung gefordertem Schlaf-Wach-Rhythmus, führt zu Schlaflosigkeit oder Hypersomnie

F51.3 Schlafwandeln (Somnambulismus)
Episoden mit Verlassen des Bettes und Umhergehen bei veränderter Bewußtseinslage, verminderter Reaktivität und Geschicklichkeit ohne Erinnerungsvermögen daran nach dem Aufwachen

F51.4 Pavor nocturnus
nächtliche Episoden äußerster Furcht und Panik mit Schreien, Bewegungen und starker vegetativer Erregung mit eingeschränktem Erinnerungsvermögen daran nach dem Aufwachen

F51.5 Alpträume
häufig wiederkehrende, heftige Angstträume mit vegetativer Erregung bei sehr detaillierter Erinnerung an den Trauminhalt nach dem Aufwachen

Differentialdiagnose

- Ausschluß körperlicher Faktoren, z.B. neurologischer Störungen (Schlaf-Apnoe-Syndrom, Syndrom der unruhigen Beine (restless legs), Epilepsie) oder internistischer Erkrankungen (Herzinsuffizienz, Lungenerkrankungen), schmerzbedingter Ursachen, Einnahme psychotroper Substanzen (F1) oder Medikamente (Theophyllin, Steroide, Nasentropfen)
- Schlafstörungen sind häufig Merkmal anderer psychischer Störungen, wie depressiver (F3) oder Angststörungen (F41), und sollten dann nicht als eigenständige Diagnose klassifiziert werden

Therapeutische Hinweise

Im Gespräch

- vorübergehende Schlafstörungen sind bei Belastungen oder körperlichen Erkrankungen häufig
- 6 Stunden Schlaf täglich können völlig normal und ausreichend sein, insbesondere bei älteren Patienten (nach Einschlafzeiten fragen)
- Verbesserung der Schlafgewohnheiten (und nicht Beruhigungsmittel) sind die beste Behandlung
- übermäßige Sorge hinsichtlich ausreichenden Schlafes kann die Schlafstörung verschlechtern
- Alkohol kann zwar das Einschlafen erleichtern, führt häufig aber zu unruhigem Schlaf und frühmorgendlichem Erwachen
- Stimulantien (auch Kaffee oder Tee) können eine Schlafstörung verursachen oder verschlechtern
- Aufrechterhalten eines regelmäßigen Schlafrhythmus
    - entspannende Beschäftigungen am Abend
    - regelmäßige Zeiten zum Zubettgehen (nicht zu früh) und Aufstehen (auch am Wochenende!)
    - Aufstehen zum gewohnten Zeitpunkt, auch wenn der vorangegangene Nachtschlaf schlecht war
- Anwenden von Entspannungsübungen als Hilfe zum Einschlafen
- wenn man nach 20 Minuten nicht einschlafen kann, sollte man aufstehen und es zu einem späteren Zeitpunkt, wenn man sich müde fühlt, noch einmal versuchen
- körperliche Betätigung während des Tages kann hilfreich sein, während des Abends allerdings zur Schlafstörung beitragen

Medikation

- Behandlung zugrundeliegender psychiatrischer oder körperlicher Störungen
- ggfs. Umstellung der Medikation
- Versuch mit pflanzlichen Präparaten (z.B. Baldrian, Hopfen)
- vorübergehend können schlaffördernde Medikamente hilfreich sein, z.B. Chloralhydrat 250 mg z.N. oder Prothipendyl 40-80 mg z.N. oder schlafanstoßende Antidepressiva wie Amitriptylin 75 mg z.N., u. U. Benzodiazepinanaloga: z. B. Zolpidem (geringes Abhängigkeitspotential!)
- Versuch mit L-Tryptophan 1-2 (-4) Tbl. tägl., kein Abhängigkeitspotential!
- mehrwöchige Verschreibung von Benzodiazepinhypnotika (Abhängigkeitsrisiko) vermeiden!

Weitere Maßnahmen

- bei Verdacht auf eine komplexere Schlafstörung (z.B. Narkolepsie, Schlafapnoe) Hinzuziehen eines Facharztes
- bei trotz der oben genannten Maßnahmen anhaltender schwerer Schlafstörung Hinzuziehen eines Facharztes
- bei fehlender organischer Ursache haben sich verhaltenstherapeutische Kurztherapieprogramme als erfolgreich erwiesen

F52 sexuelle Funktionsstörungen, nicht verursacht durch eine organische Störung oder Krankheit

Symptomatik

- sexuelle Funktionsstörungen verhindern die von der betroffenen Person gewünschte sexuelle Beziehung oder beeinträchtigen deren Qualität
- bei Frauen häufiger die subjektive Qualität des sexuellen Erlebens betreffend (Interessenlosigkeit, mangelnde Genußfähigkeit)
- bei Männern häufiger Ausfall spezifischer Reaktionen (Erektion, Ejakulation) bei weiterbestehendem sexuellen Verlangen
- Patienten können zögern, sexuelle Belange anzusprechen, manchmal klagen sie stattdessen über körperliche Symptome, depressive Verstimmung oder Partnerschaftsprobleme
- häufige sexuelle Funktionsstörungen schließen ein
  - Erektionsstörung (Schwierigkeit, die für einen befriedigenden Geschlechtsverkehr notwendige Erektion zu erlangen oder aufrechtzuerhalten)
  - vorzeitige Ejakulation (für einen befriedigenden Geschlechtsverkehr zu frühe Ejakulation)
  - Orgasmusstörung (fehlender oder stark verzögert eintretender Orgasmus)

Diagnostische Kategorien

F52.0 Mangel oder Verlust von sexuellem Verlangen
reduziertes oder aufgehobenes Bedürfnis nach sexueller Aktivität, welches nicht auf anderen sexuellen Schwierigkeiten beruht

F52.1 sexuelle Aversion und mangelnde sexuelle Befriedigung
negative Gefühle und Vorstellungen von einer sexuellen Partnerbeziehung, die zum Vermeiden sexueller Handlungen führen oder Erleben funktionell ungestörter sexueller Funktionen ohne entsprechendes Lustgefühl

F52.2 Versagen genitaler Reaktionen
bei Männern Erektionsstörung, bei Frauen mangelnde oder fehlende vaginale Lubrikation

F52.3 Orgasmusstörung
fehlender oder stark verzögert eintretender Orgasmus

F52.4 Ejaculatio praecox
Unfähigkeit, die Ejakulation so zu kontrollieren, daß der Geschlechtsverkehr für beide Partner befriedigend ist

F52.5 nichtorganischer Vaginismus
Einführen des Penis unmöglich oder schmerzhaft durch Spasmus der perivaginalen Muskulatur

F52.6 nichtorganische Dyspareunie
Schmerzen während des Geschlechtsverkehrs, nicht durch körperliche Faktoren oder eine andere psychogene Sexualstörung bedingt

F52.7 gesteigertes sexuelles Verlangen
beinhaltet Störungen wie Nymphomanie und Satyriasis

Differentialdiagnose

- sexuelle Funktionsstörungen entstehen häufig vor dem Hintergrund von Partnerschaftsproblemen
- andere psychische Störungen können mit einer Sexualstörung einhergehen, z.B. depressive Störungen (F3)
- zu einer Erektionsstörung beitragende körperliche Faktoren sind u.a. Diabetes, Gefäßkrankheiten, Alkohol- und Medikamentenkonsum

Therapeutische Hinweise

Im Gespräch

Bei Erektionsstörungen

- diese sind häufig vorübergehend; Angst vor dem Verlust der sexuellen Funktionsfähigkeit kann die Störung verstärken
- kein Versuch des Geschlechtsverkehrs für 1–2 Wochen. Während dieser Zeit zärtliche körperliche Zuwendung ohne Geschlechtsverkehr. In den folgenden 2 Wochen schrittweise Wiederaufnahme des sexuellen Kontakts bis zum Geschlechtsverkehr

Bei vorzeitiger Ejakulation

- eine gesteigerte Kontrolle der Ejakulation erhöht die sexuelle Befriedigung beider Partner
- Anleitungen zur Verzögerung der Ejakulation sind verfügbar, deren Anwendung kann zur Steigerung der Kontrollfähigkeit über die Ejakulation führen

Bei Orgasmusstörungen

- Freude an sexueller Betätigung (Orgasmus eingeschlossen) ist natürlich und ein wesentlicher Bereich menschlichen Empfindens
- Erörterung der Vorstellungen zur Sexualität. Nachfragen hinsichtlich unangenehmer sexueller Erlebnisse oder Empfindungen. Ermutigung der Partner, über ihre sexuellen Wünsche zu sprechen
- Wenn im kulturellen Umfeld akzeptabel, Ermutigung zu Selbststimulation und Masturbation bis zum Orgasmus

Medikation

- bei psychisch bedingten sexuellen Funktionsstörungen wird keine spezifische medikamentöse Therapie empfohlen

Weitere Maßnahmen

- Ausschluß organischer Erkrankungen, die die Sexualstörung verursachen oder mitbedingen
- bei trotz der oben genannten Maßnahmen über 3 Monate anhaltender sexueller Funktionsstörung fachspezifische Beratung; spezielle sexualtherapeutische Programme für diese Patientengruppe liegen vor

F53 psychische oder Verhaltensstörungen im Wochenbett, nicht andernorts klassifizierbar

Symptomatik

- psychische Störungen in Zusammenhang mit dem Wochenbett (Beginn innerhalb von 6 Wochen nach der Geburt), die nicht die Kriterien einer anderen psychischen Störung dieses Kapitels erfüllen; es handelt sich hier somit um eine Restkategorie
- auch, wenn unzureichende Informationen vorliegen, die keine anderweitige Zuordnung erlauben

Diagnostische Kategorien

F53.0 leichte psychische und Verhaltensstörungen im Wochenbett, nicht andernorts klassifizierbar
beinhaltet z.B. leichte postpartale Depressionen

F53.1 schwere psychische und Verhaltensstörungen im Wochenbett, nicht andernorts klassifizierbar
beinhaltet z.B. eine Wochenbettpsychose, die nicht die Kriterien einer psychotischen Störung (F2) erfüllt

Differentialdiagnose

- die meisten postpartalen psychischen Störungen können bei ausreichenden Informationen einer anderen Kategorie zugeordnet werden, z.B. affektiven (F3) oder psychotischen Störungen (F2)

Therapeutische Hinweise

- entsprechend der vorherrschenden Symptomatik siehe dort spezifizierte Hinweise

F54 psychische Faktoren oder Verhaltenseinflüsse bei andernorts klassifizierten Krankheiten („psychosomatische Störungen")

Symptomatik

- psychische Faktoren und Verhaltenseinflüsse, die eine wesentliche Rolle in der Ätiologie oder dem Verlauf körperlicher Erkrankungen spielen (sog. psychosomatischer Störungen), z.B. bei Asthma (J45), Colitis ulcerosa (K51), Dermatitis (L23-L25), Magenulkus (K25), mukomembranöser Kolitis (K58), Urtikaria (L50)
- diese leichten, oft lang anhaltenden psychischen Störungen (z.B. emotionale Konflikte, Sorgen, Erwartungsangst) erfüllen gewöhnlich nicht die spezifischen Kriterien einer anderen psychischen Störung

Differentialdiagnose

- nur verwenden, wenn die Kriterien einer anderen psychischen Störung nicht erfüllt sind
- häufigste Differentialdiagnosen sind affektive Störungen (F3), phobische Störungen (F40), andere Angststörungen (F41), Anpassungsstörungen (F43) und somatoforme Störungen (F45)

Therapeutische Hinweise

Im Gespräch

- stützendes Vorgehen; der Schwerpunkt liegt auf der Symptom- und Krankheitsbewältigung des Patienten
- vorsichtiges Herausarbeiten von Zusammenhängen zwischen akuten Belastungen und Konflikten und der Auslösung und Aufrechterhaltung der Krankheitsepisoden
- Verstärkung positiver Schritte des Patienten zur Krankheitsbewältigung

Medikation

- häufig ist keine psychopharmakologische Therapie erforderlich
- Versuch mit pflanzlichen Präparaten (z.B. Johanniskrautextrakt)
- bei Angstsymptomen ggfs. niedrigpotente Neuroleptika (z.B. Promethazin 25-100 mg tgl.), bei depressiven Symptomen ggf. Antidepressiva (z.B. Imipramin 25-150 mg in einschleichender Dosierung)
- Gabe von Benzodiazepinen vermeiden (erhöhtes Abhängigkeitsrisiko)

Weitere Maßnahmen

- bei andauernder psychischer Symptomatik fachärztliche Vorstellung
- psychotherapeutische Verfahren (Verhaltenstherapie, psychodynamische Therapieformen) sowie Entspannungsübungen (z.B. Autogenes Training)

F55 Mißbrauch von nicht abhängigkeitserzeugenden Substanzen

Symptomatik

- anhaltender ungerechtfertigter Gebrauch von Arzneimitteln in oft exzessiver Dosierung, ohne daß die Substanz selbst eine Abhängigkeit hervorruft
- am häufigsten ist der Mißbrauch von psychotropen Substanzen wie Antidepressiva oder von Laxantien und Analgetika
- die Substanzen werden häufig verwendet um
  - Befindlichkeitsstörungen (Ängstlichkeit, Depressivität, körperliche Symptome) zu therapieren, oder
  - im Rahmen anderer psychischer Störungen (z.B. Anorexia nervosa) gezielt entsprechende Effekte hervorzurufen
- der Mißbrauch kann zu erheblichen körperlichen Schäden führen (z.B. Nierenfunktionsstörungen bei Analgetikaabusus)

Diagnostische Kategorien

F55.0 Antidepressiva
F55.1 Laxantien
F55.2 Analgetika (Aspirin, Paracetamol, Phenacetin)
F55.3 Antacida
F55.4 Vitamine
F55.5 Steroide oder Hormone
F55.6 bestimmte pflanzliche oder Naturheilmittel
F55.8 sonstige nicht abhängigkeitserzeugende Substanzen (z.B. Diuretika)

Differentialdiagnose

- es muß geklärt werden, ob sich der Mißbrauch im Verlauf einer anderen psychischen Störung (z.B. einer somatoformen Störung (F45), einer Anorexie (F50.0) oder Bulimie (F50.2) entwickelt hat
- Abklärung der psychotropen, abhängigkeitserzeugenden Wirkung der betreffenden Substanz (F10-F19)

Therapeutische Hinweise

Im Gespräch

- der Mißbrauch nicht abhängigkeitserzeugender Substanzen ist als Erkrankung bzw. Begleiterscheinung einer anderen psychischen Störung zu verstehen
- der Mißbrauch dieser Substanzen kann zu schweren körperlichen Schäden, auch während einer Schwangerschaft, führen
- den Mißbrauch zu beenden ist vorteilhaft für die körperliche und seelische Gesundheit
- Ziel ist das vollständige Absetzen, das auch fraktioniert durchgeführt werden kann

Medikation

- entsprechend der ggfs. zugrundeliegenden psychischen Störung sollte den dort spezifizierten Hinweisen gefolgt werden
- Gabe von Benzodiazepinen vermeiden (erhöhtes Abhängigkeitsrisiko!)

Weitere Maßnahmen

- bei Persistieren der Sympomatik fachärztliche Vorstellung
- bei Vorliegen einer anderen psychischen Störung Einleiten einer spezifischen Behandlung, z.B. Vorstellung in einer Schmerzambulanz, Einleiten einer verhaltenstherapeutischen oder psychodynamisch orientierten Behandlung einer Eßstörung

F6 PERSÖNLICHKEITS- UND VERHALTENSSTÖRUNGEN

- langanhaltende und tiefverwurzelte Verhaltensmuster, die sich auf den individuellen Lebensstil, das Erleben der eigenen Person und das Verhältnis zu anderen auswirken

- führt zu starren und unangepaßten Reaktionen in verschiedenen persönlichen und sozialen Lebenssituationen

- Patienten mit Persönlichkeitsstörungen kommen häufig wegen anderer psychischer Störungen (Angst, Depression, Sucht, Selbstmordversuch) in ärztliche Behandlung, in diesen Fällen sollten beide Diagnosen klassifiziert werden

- die Kategorien F60-F61 beinhalten die spezifischen (paranoid, schizoid, dissozial, emotionalinstabil, histrionisch, anankastisch, ängstlich vermeidend, abhängig) und die kombinierten und sonstigen Persönlichkeitsstörungen

- unter F62 werden Persönlichkeitsänderungen nach Extrembelastung oder nach psychischer Erkrankung beschrieben bei zuvor unauffälliger Persönlichkeitsentwicklung

- F63 (abnorme Gewohnheiten und Störungen der Impulskontrolle) umfaßt die sog. nicht stoffgebundenen Abhängigkeiten wie z.B. Spielsucht

- unter F64-F66 werden die Störungen der Geschlechtsidentität, der Sexualpräferenz und der sexuellen Entwicklung zusammengefaßt

- F68 (sonstige Persönlichkeits- und Verhaltensstörungen) beinhaltet die Entwicklung körperlicher Symptome aus psychischen Gründen (z.B. Rentenneurose) und die artifizielle Störung, beide sind aufgrund ihrer unbewußten Motivation von Simulation (Z76.5) zu unterscheiden

F60-F61 Spezifische sowie kombinierte und andere Persönlichkeitsstörungen

Symptomatik

- deutliche Unausgeglichenheit in Einstellungen und Verhalten in mehreren Funktionsbereichen wie Affektivität, Antrieb, Impulskontrolle, Wahrnehmen und Denken, Beziehungen zu anderen
- gleichförmiges, andauerndes, nicht auf Episoden psychischer Krankheit begrenztes Verhaltensmuster
- in vielen persönlichen und sozialen Situationen tiefgreifend gestörtes, eindeutig unpassendes Verhaltensmuster
- Beginn der Störung in Kindheit und Jugend, andauernde Manifestation im Erwachsenenalter
- deutliches subjektives Leiden und/oder deutliche Einschränkung der beruflichen und sozialen Leistungsfähigkeit
- die Störung ist nicht auf ausgeprägte Hirnschädigungen, Hirnerkrankungen oder andere psychische Störungen zurückzuführen

Diagnostische Kategorien

F60 spezifische Persönlichkeitsstörungen

F60.0 paranoide Persönlichkeitsstörung
übertriebene Empfindlichkeit gegenüber Zurückweisung, Mißtrauen, Streitsucht, Beharren auf eigenen Rechten; oft werden hinter an sich alltäglichen Ereignissen „Verschwörungen" gegen die eigene Person vermutet

F60.1 schizoide Persönlichkeitsstörung
Rückzug von emotionalen, sozialen und anderen Kontakten mit einzelgängerischem Verhalten und in sich gekehrter Zurückgezogenheit

F60.2 dissoziale Persönlichkeitsstörung
Mißachtung sozialer und gesellschaftlicher Verpflichtungen und Normen, Mangel an Gefühlen für andere, ausgeprägte Neigung zu aggressivem und gewalttätigem Verhalten und geringe Frustrationstoleranz

F60.3 emotional instabile Persönlichkeitsstörung (impulsiver Typus und Borderline Typus)
ausgeprägte Tendenz, Impulse ohne Berücksichtigung von Konsequenzen auszuagieren, unvorhersehbare, wechselhafte Stimmung; häufig verbunden mit anderen psychischen Störungen (Eßstörungen, Abhängigkeitserkrankungen, selbstdestruktives Verhalten bis hin zu Suizidhandlungen)

F60.4 histrionische Persönlichkeitsstörung
dramatisierendes, theatralisches Verhalten verbunden mit einem übertriebenen Ausdruck von Gefühlen und andauerndem Verlangen nach Anerkennung

F60.5 anankastische (zwanghafte) Persönlichkeitsstörung
übertriebene Gewissenhaftigkeit, ständige Kontrollen, Halsstarrigkeit, übermäßige Vorsicht und Perfektionismus

F60.6 ängstliche (vermeidende) Persönlichkeitsstörung
ständige Gefühle von Anspannung, Besorgtheit, Unsicherheit und Minderwertigkeit mit Überempfindlichkeit gegenüber Zurückweisung und Kritik

F60.7 abhängige Persönlichkeitsstörung
Passivität in Entscheidungssituationen, Trennungsangst, Gefühle von Hilflosigkeit und Inkompetenz mit der Neigung, sich anderen unterzuordnen

F60.8 sonstige spezifische Persönlichkeitsstörungen
- passiv-aggressive (negativistische) Persönlichkeitsstörung (Verweigerung der Forderungen und Bitten anderer, Vermeidung von Verpflichtungen; Trotz, Reizbarkeit, Streitlust)
- narzißtische Persönlichkeitsstörung (Größengefühle und -phantasien, Anspruchshaltung, Befürfnis nach Bewunderung, Ausnutzung anderer, Mangel an Empathie und Fehlen von Identifikation mit den Gefühlen anderer)

F61 kombinierte und andere Persönlichkeitsstörungen

F61.0 kombinierte Persönlichkeitsstörungen
F61.1 störende Persönlichkeitsänderungen, nicht unter F60 oder F62 klassifizierbar

Differentialdiagnose

- abzugrenzen von psychotischen Störungen mit geringer produktiver Symptomatik (F2), langanhaltenden affektiven Störungen (F34) und neurotischen Störungen (F4)
- häufig mit anderen psychischen Störungen (insbesondere affektiven Störungen (F3), Angststörungen (F41), Störungen durch psychotrope Substanzen (F1) einhergehend

Therapeutische Hinweise

Im Gespräch

- Beachtung der therapeutischen Distanz mit Festlegung von Grenzen (Zeitdauer des Gesprächs, Ziele usw.); man sollte sich nicht für manipulative Zwecke benutzen lassen!
- Persönlichkeitsstörungen sind psychische Erkrankungen, die über lange Zeiträume entstanden sind, so daß von kurzfristigen therapeutischen Interventionen keine umfassenden Erfolge zu erwarten sind
- es geht oft in erster Linie um Krankheitsbewältigung, d.h. das „Management“ von Krisen (Suizidalität, Selbstbeschädigung u.a.)

Medikation

- eine symptomatische medikamentöse Behandlung, etwa mit niedrigpotenten Neuroleptika (z.B. Promethazin 25-100 mg tgl.) oder einem Serotoninwiederaufnahmehemmer (z.B. Fluoxetin 20 mg tgl.) sollte nur im Zusammenhang mit psychotherapeutischen Maßnahmen erfolgen
- Benzodiazepine sind wegen des hohen Abhängigkeitsrisikos zu vermeiden

Weitere Maßnahmen

- eine psychiatrisch-psychotherapeutische Behandlungsindikation ist durch fachärztliche Vorstellung zu überprüfen
- bei suizidalen Krisen oder Episoden körperlicher Selbstbeschädigung bzw. anderen selbst- oder fremdgefährdenden Verhaltensweisen ist ggfs. die Einweisung in eine psychiatrische Klinik erforderlich

F62 andauernde Persönlichkeitsänderungen, nicht Folge einer Schädigung oder Erkrankung des Gehirns

Symptomatik

- Persönlichkeits- und Verhaltensstörungen nach extremer, übermäßiger, anhaltender Belastung (z.B. Konzentrationslager, Folter, Naturkatastrophen) oder nach schwerer psychischer Krankheit
- häufig geht zunächst eine posttraumatische Belastungsstörung voran, die dann in diese chronische und oft irreversible Form der Persönlichkeitsveränderung übergehen kann

Diagnostische Kategorien

F62.0 andauernde Persönlichkeitsänderung nach Extrembelastung
feindliche oder mißtrauische Haltung gegenüber der Welt, sozialer Rückzug, Gefühl der Leere, Hoffnungslosigkeit und ständige Anspannung, mindestens seit 2 Jahren bestehend

F62.1 andauernde Persönlichkeitsänderung nach psychischer Erkrankung
Störung der sozialen und beruflichen Funktionsfähigkeit mit hoher Anspruchs- und Erwartungshaltung gegenüber anderen, Überzeugung der Stigmatisierung, Passivität und hypochondrischen Klagen sowie Stimmungsschwankungen, mindestens seit 2 Jahren bestehend

Differentialdiagnose

- Abgrenzung der andauernden Persönlichkeitsänderung nach Extrembelastung von einer posttraumatischen Belastungsstörung (F43.1)
- Unterscheidung der andauernden Persönlichkeitsänderung nach psychischer Erkrankung von Residualzuständen bei schizophrenen Psychosen (F20) und chronischen Verläufen affektiver (F3) und neurotischer (F4) Störungen

Therapeutische Hinweise

Im Gespräch

- Hinweis, daß es sich um psychische Störungen handelt, die als Folge von Extrembelastungen oder psychischen Erkrankungen aufgetreten sind
- in Abhängigkeit von der Motivation des Patienten, über die zugrundeliegenden Ereignisse zu berichten, kann bereits das wiederholte Thematisieren der Extrembelastungen oder der psychischen Erkrankung hilfreich sein
- im Vordergrund steht die Krankheitsbewältigung; positive Schritte in diese Richtung sind zu verstärken

Medikation

- in Abhängigkeit von der Symptomatik kann der Einsatz von niedrigpotenten Neuroleptika (z.B. Promethazin 25-100 mg tgl.) oder Antidepressiva (z.B. Imipramin 25-150 mg in einschleichender Dosierung) die Beschwerden bessern helfen

Weitere Maßnahmen

- Patienten mit andauernden Persönlichkeitsänderungen nach Extrembelastungen sollten grundsätzlich fachärztlich vorgestellt werden, um die Indikation zu einer spezifischen psychotherapeutischen Behandlung zu überprüfen
- bei Patienten mit andauernden Persönlichkeitsänderungen nach psychischer Erkrankung können rehabilitativ ausgerichtete Maßnahmen (tagesklinische Behandlung, Maßnahmen zur beruflichen Wiedereingliederung) indiziert sein
- Entspannungsverfahren, z.B. Autogenes Training

F63 abnorme Gewohnheiten und Störungen der Impulskontrolle

Symptomatik

- wiederholte, scheinbar unvernünftige Handlungen, die nicht kontrolliert werden können und die die Interessen des Betroffenen oder anderer Menschen schädigen
- wird auch im Sinne der „nicht stoffgebundenen Abhängigkeiten" gebraucht

Diagnostische Kategorien

F63.0 pathologisches Glücksspiel
wiederholtes episodenhaftes Glücksspiel, welches die Lebensführung des Patienten beherrscht mit Verfall sozialer, beruflicher, materieller und familiärer Werte und Verpflichtungen

F63.1 pathologische Brandstiftung (Pyromanie)
häufige tatsächliche oder versuchte Brandstiftung ohne verständliches Motiv bei anhaltender Beschäftigung mit Feuer und Brand

F63.2 pathologisches Stehlen (Kleptomanie)
wiederholte Impulse, Dinge zu stehlen, die meist nicht zum persönlichen Gebrauch oder zur Bereicherung dienen, begleitet von wachsender innerer Anspannung vor der Handlung und einem Gefühl von Befriedigung während oder nach der Tat

F63.3 Trichotillomanie
beachtlicher Haarverlust durch nicht kontrollierbare Impulse, sich die Haare auszureißen, begleitet von wachsender innerer Anspannung und anschließender Befriedigung

Differentialdiagnose

- hohe Komorbidität mit Persönlichkeitsstörungen (F60)
- auszuschließen ist eine psychotische Störung (F2), eine Intelligenzminderung (F7) und das impulshafte Auftreten dieser Störungen im Rahmen einer Abhängigkeitserkrankung (F1)
- Abgrenzung von kriminellen Handlungen (z. B. Brandstiftung im Rahmen von Versicherungsbetrug oder als Racheakt etc.)

Therapeutische Hinweise

- es gelten prinzipiell dieselben therapeutischen Hinweise wie bei den Persönlichkeitsstörungen (siehe dort)
- einige dieser Verhaltensweisen können direkt (F63.1; F63.2) oder indirekt (F63.0) zu strafrechtlicher Verfolgung führen

F64 Störungen der Geschlechtsidentität

Symptomatik

- Inkongruenz des tatsächlichen/biologischen Geschlechts und der psychischen Geschlechtsidentität
- „weibliche Seele im männlichen Körper" und vice versa; keine Homosexualität! Häufiger Mann zu Frau Transsexualismus

Diagnostische Kategorien

F64.0 Transsexualismus
Wunsch, als Angehöriger des anderen Geschlechts zu leben und anerkannt zu werden, begleitet von dem Wunsch nach dauerhafter Geschlechtsumwandlung

F64.1 Transvestitismus unter Beibehaltung beider Geschlechtsrollen
Tragen gegengeschlechtlicher Kleidung, um sich zeitweilig als dem anderen Geschlecht zugehörig zu erleben, nicht von sexueller Erregung begeleitet

F64.2 Störung der Geschlechtsidentität des Kindesalters
Wunsch nach bzw. Beteuerung, dem anderen Geschlecht zugehörig zu sein; andauernde Beschäftigung mit für das andere Geschlecht typischen Aktivitäten

Differentialdiagnose

- Störungen der Geschlechtsidentität können im Rahmen schizophrener Psychosen (F20) auftreten oder mit komplexen Persönlichkeitsstörungen (F60) assoziiert sein
- psychischer Hermaphroditismus ohne eindeutige Geschlechtsidentifikation

Therapeutische Hinweise

Im Gespräch

- Informationen darüber, daß die Behandlung der Transsexualität des Erwachsenen eine schrittweise Angleichung des Körpers und der Lebensweise an die psychische Geschlechtsidentität bedeuten kann
- Voraussetzung hierfür ist die Stabilität des Wunsches nach Geschlechtsumwandlung und eine begleitende psychotherapeutische Behandlung

- Hinzuziehen eines Facharztes zur Beurteilung und Therapieplanung, ggfs. Ansetzen einer Medikation zur Langzeitprophylaxe
- bei erhöhtem Suizidrisiko Krankenhauseinweisung
- zusätzlich intensivierte Psychotherapiemaßnahmen (z.B. kognitive Therapie, interpersonelle Therapie) zur Behandlung in der Akutphase und zur Rückfallprophylaxe

Medikation

- im Rahmen eines Geschlechtsangleichungsprozesses kann eine Behandlung mit Hormonpräparaten indiziert sein

Weitere Maßnahmen

- es kann im Verlauf zu suizidalen Krisen oder selbstbeschädigendem Verhalten kommen, die eine Klinikeinweisung manchmal unumgänglich machen
- Patienten mit diesen Störungen sollten immer fachärztlich vorgestellt und an Kontakt- oder Beratungsstellen vermittelt werden, die sich auf diese Fragestellung spezialisiert haben; Erstellung eines Gutachtens
- Nach einer Probezeit (Alltagstest) und Hormonbehandlung u. U. Transformationsoperation und Personenstands- bzw. Vornamensänderung

F65 Störungen der Sexualpräferenz

Symptomatik

- von der Norm abweichende sexuelle Praktiken und Präferenzen für bestimmte Objekte
- Auftreten von Beeinträchtigung oder Leiden bei den Betroffenen oder ihren „Objekten" (in der Regel Personen ihrer Umgebung)

Diagnostische Kategorien

F65.0 Fetischismus
Gebrauch toter Objekte als Stimuli für die sexuelle Erregung und Befriedigung (z.B. Kleidungsstücke oder Schuhe)

F65.1 fetischistischer Transvestitismus
Tragen der Kleidung des anderen Geschlechts zum Erreichen sexueller Erregung

F65.2 Exhibitionismus
Entblößen der Genitalien vor meist gegengeschlechtlichen Fremden in der Öffentlichkeit, von sexueller Erregung und oft von Masturbation begleitet

F65.3 Voyeurismus
Drang, anderen Menschen bei sexuellen Aktivitäten oder intimen Tätigkeiten zuzusehen, begleitet von sexueller Erregung

F65.4 Pädophilie
sexuelle Präferenz für Kinder vor der Pubertät

F65.5 Sadomasochismus
sexuelle Aktivitäten mit Zufügung bzw. Erleiden von Schmerzen oder Erniedrigung

F65.6 multiple Störungen der Sexualpräferenz

Differentialdiagnose

- Abzugrenzen von devianten Syndromen bei Intelligenzminderung (F7), Epilepsien und anderen organischen Störungen (F0) und psychotischen Residualsyndromen (F20)

Therapeutische Hinweise

Im Gespräch

- Hilfen bei der Bewältigung von äußeren Lebensumständen und bei Krisen stehen häufig im Vordergrund
- die Therapiemotivation dieser Patientengruppe ist häufig gering, so daß es vor allem um eine Erarbeitung von Krankheitsgefühl und Krankheitsverständnis geht

Medikation

- ggfs. Behandlung mit Antiandrogenen (Cyproteronacetat), wenn eine psychotherapeutische Behandlung nicht zustande kommt oder die „Dämpfung der Symptomatik“ eine Voraussetzung für Psychotherapie darstellt

Weitere Maßnahmen

- eine fachärztliche Vorstellung bzw. die Vermittlung an spezialisierte Kontakt- oder Beratungsstellen ist bei Leidensdruck grundsätzlich indiziert
- bei einem Teil dieser Störungen kann eine strafrechtliche Relevanz vorliegen

F66 psychische und Verhaltensstörungen in Verbindung mit der sexuellen Entwicklung und Orientierung

Symptomatik

- Reifungskrisen, Beziehungsstörungen und ichdystone Entwicklungen in Verbindung mit der sexuellen Entwicklung
- die sexuelle Orientierung (heterosexuell, homosexuell, bisexuell) kann zu inneren Konflikten und psychischen Symptomen führen

Diagnostische Kategorien

F66.0 sexuelle Reifungskrise
Unsicherheit hinsichtlich der Geschlechtsidentität oder der sexuellen Orientierung mit Ängsten oder Depressionen, meist bei Heranwachsenden

F66.1 ichdystone Sexualorientierung
bei eindeutiger Geschlechtsidentität oder sexueller Orientierung Wunsch der Betroffenen, daß diese anders wäre; u. U. Wunsch nach Therapie

F66.2 sexuelle Beziehungsstörung
Probleme bei der Aufnahme oder Aufrechterhaltung einer Beziehung aufgrund der Geschlechtsidentität oder sexuellen Orientierung

Differentialdiagnose

- diese Störungen können im Rahmen einer Vielzahl von anderen psychischen Störungen vor allem in der Adoleszenz auffallen, z. B. bei schizophrenen Psychosen (F20) und Entwicklungsstörungen

Therapeutische Hinweise

Im Gespräch

- Hinweis, daß es sich um eine Störung der Entwicklung handelt, für die es hilfreiche psychotherapeutische Ansätze gibt
- Klärung, wie stark die Störung in die Lebensbezüge eingreift und wie gut sie in den psychosozialen Kontext integriert werden kann; es kann zu suizidalen Krisen kommen

Medikation

- keine spezifische Medikation

Weitere Maßnahmen

- eine psychotherapeutische Behandlung in einer hierfür spezialisierten Kontakt- oder Beratungsstelle ist stets indiziert

F68 sonstige Persönlichkeits- und Verhaltensstörungen

Symptomatik

- körperliche Beschwerden, die entweder aus äußeren Motiven (z.B. finanzielle Entschädigung) aggraviert werden oder absichtliches Erzeugen oder Vortäuschen körperlicher oder psychischer Beschwerden (z. B. durch Selbstverletzung) ohne äußere Motivation

Diagnostische Kategorien

F68.0 Entwicklung körperlicher Symptome aus psychischen Gründen
(Rentenneurose, Unfallneurose, Begehrensreaktion, psychogene Wunsch- und Zweckreaktion)
körperliche Beschwerden mit gesicherter somatischer Ursache halten aufgrund des psychischen Zustands der Betroffenen länger an oder werden aggraviert

F68.1 absichtliches Erzeugen oder Vortäuschen von körperlichen oder psychischen Symptomen oder Behinderungen (artifizielle Störung)
(Münchhausen Syndrom)
wiederholtes Vortäuschen von Symptomen oder absichtliche Selbstbeschädigung ohne äußere Motivation

Differentialdiagnose

- bei artifiziellen Störungen besteht eine hohe Komorbidität mit Persönlichkeitsstörungen (F60, besonders abnormen Gewohnheiten und Störungen der Impulskontrolle F63) und Störungen durch psychotrope Substanzen (F1)

Therapeutische Hinweise

Im Gespräch

- kein vorschnelles Überführen des Patienten im Sinne „kriminalistischer Maßnahmen“, sondern Versuch, eine tragfähige Arzt-Patient-Beziehung aufzubauen mit dem Ziel, langfristig ein Krankheitsverständnis zu erreichen
- diese Patienten erleben sich selbst häufig nicht als psychisch, sondern als körperlich krank

- Klärung der Frage, ob die Patienten einen hohen sekundären Krankheitsgewinn haben
- Beachtung von vital gefährdendem, selbstverletzenden Verhalten und/oder suizidalen Krisen

Medikation

- eine symptomatische Behandlung mit niedrigpotenten Neuroleptika (z.B. Promethazin 25-100 mg tgl.) oder einem sedierenden Antidepressivum (z.B. Amitriptylin 75-150 mg tgl. in einschleichender Dosierung) kann vor allem bei längerfristig auftretenden Angst- und Unruhezuständen nötig sein

Weitere Maßnahmen

- prinizpiell fachärztliche Vorstellung, die jedoch bei geringem Krankheitsverständnis lange vorbereitet werden muß
- bei Episoden von Suizidalität oder stärker selbstbeschädigendem Verhalten, die vor allem bei artifiziellen Störungen auftreten, kann manchmal eine Klinikeinweisung unumgänglich sein

F7 INTELLIGENZMINDERUNG

- Manifestation im Laufe der Kindheitsentwicklung
- unvollständige Entwicklung geistiger Fähigkeiten
- besondere Beeinträchtigung von Kognition, Sprache, motorischen und sozialen Fähigkeiten
- wird anhand der Einschätzung der bestehenden Fertigkeiten und des Intelligenzquotienten in verschiedene Schweregrade unterteilt

F70-F73 Intelligenzminderung

Symptomatik

- im Kindesalter Verzögerung der normalen Entwicklung (Laufen, Sprechen, Sauberkeit), Schulschwierigkeiten aufgrund von Lernbehinderungen und Verhaltensauffälligkeiten
- im Adoleszentenalter Probleme der sozialen Anpassung und sexuelle Schwierigkeiten
- im Erwachsenenalter Schwierigkeiten bei der Bewältigung von Anforderungen am Arbeitsplatz, in der Partnerschaft, bei der Kindererziehung oder bei alltäglichen Aufgaben

Diagnostische Kategorien

F70 **leichte Intelligenzminderung** (IQ 50–69)
wird gewöhnlich im Schulalter diagnostiziert; in den schulischen Leistungen beeinträchtigt, aber in der Lage, allein zu leben und einer einfachen Arbeit nachzugehen

F71 **mittelgradige Intelligenzminderung** (IQ 35–49)
wird gewöhnlich im Alter von 3–5 Jahren diagnostiziert; Fähigkeit, einfache Arbeiten unter Aufsicht durchzuführen; Anleitung bei der Verrichtung alltäglicher Aufgaben ist notwendig

F72 **schwere Intelligenzminderung** (IQ 20–34)
wird gewöhnlich vor dem Alter von 2 Jahren diagnostiziert; Hilfe bei der Verrichtung alltäglicher Aufgaben ist notwendig; Beherrschen einer einfachen Sprache; das Funktionsniveau im Erwachsenenalter ist abhängig von der Qualität der Erziehung und Förderung

F73 **schwerste Intelligenzminderung** (IQ unter 20)
bei Erwachsenen Intelligenzalter von unter 3 Jahren; Pflegebedürftigkeit

Mit der vierten Stelle kann das Ausmaß der Verhaltensstörung klassifiziert werden:

F7x.0 keine oder geringfügige Verhaltensstörung
F7x.1 deutliche Verhaltensstörung, die Beobachtung oder Behandlung erfordert

Differentialdiagnose

- andere Lernschwierigkeiten (z.B. Aufmerksamkeitsstörungen)
- die meisten körperlichen Störungen, die zu einer Intelligenzminderung führen, sind nicht behandelbar
- zu den häufigeren behandelbaren Ursachen gehören Hypothyreose und einige angeborene Stoffwechselstörungen
- begleitend zur Intelligenzminderung können weitere Störungen auftreten, die eine Behandlung erfordern, z.B. Krampfanfälle, spastische Lähmungen, psychiatrische Erkrankungen

Therapeutische Hinweise

Im Gespräch

- Hinweis auf frühzeitige Förderung, die intelligenzgeminderten Kindern dazu verhilft, Aufgaben des täglichen Lebens bewältigen zu können
- den Angehörigen mitteilen, daß konsequente Förderung hilfreich sein kann, aber daß keine „Wunderheilungen“ zu erwarten sind
- Anstrengungen belohnen
- intelligenzgeminderten Kindern und Erwachsenen sollte das höchstmögliche Funktionsniveau in der Schule, bei der Arbeit und in der Familie ermöglicht werden
- Angehörige können große Ratlosigkeit oder Traurigkeit empfinden; Sympathie und Bestätigung anbieten

Medikation

- außer für die Behandlung spezifischer körperlicher oder psychiatrischer Störungen gibt es keine medikamentöse Therapie zur Verbesserung der geistigen Leistungsfähigkeit

Weitere Maßnahmen

- zur Sicherung der Diagnose und Beratung hinsichtlich Erziehung und Förderung Hinzuziehen eines Facharztes

F8 ENTWICKLUNGSSTÖRUNGEN

- Beginn ausnahmslos im Kindesalter
- Einschränkungen oder Verzögerungen in der Entwicklung von Funktionen, die eng mit der biologischen Reifung des Zentralnervensystems verknüpft sind
- stetiger Verlauf ohne Remissionen und Rezidive
- die meisten dieser Störungen treten bei Jungen häufiger auf als bei Mädchen
- während die umschriebenen Entwicklungsstörungen des Sprechens und der Sprache (F80), schulischer Fertigkeiten (F81), motorischer Funktionen (F82) sowie kombinierte umschriebene Entwicklungsstörungen bei entsprechender Förderung eine günstige Prognose haben, ist diese bei den tiefgreifenden Entwicklungsstörungen (F84) eher ungünstig

F80-F84 umschriebene Entwicklungsstörungen des Sprechens und der Sprache, schulischer Fertigkeiten, der motorischen Funktionen und kombinierte umschriebene sowie tiefgreifende Entwicklungsstörungen

Symptomatik

- umschriebene Beeinträchtigungen des Sprechens und der Sprache, der schulischen Fertigkeiten, der motorischen Funktionen (F80–F83)
- Merkmale tiefgreifender Entwicklungsstörungen, wie sie unter den jeweiligen diagnostischen Kategorien (F84) beschrieben werden

Diagnostische Kategorien

F80 umschriebene Entwicklungsstörungen des Sprechens und der Sprache

F80.0 Artikulationsstörung
Verzögerung des Lauterwerbs, Auslassungen oder Ersatz von Lauten und Lautfolgen bei normalen sprachlichen Fähigkeiten

F80.1 expressive Sprachstörung
Einschränkung der sprachlichen Ausdrucksfähigkeit bei normalem Sprachverständnis

F80.2 rezeptive Sprachstörung
Sprachverständnis und Ausdrucksfähigkeit deutlich unter dem Intelligenzalter

F80.3 erworbene Aphasie mit Epilepsie (Landau-Kleffner-Syndrom)
Verlust der Sprachfertigkeiten bei epileptischem Anfallsleiden

F81 umschriebene Entwicklungsstörungen schulischer Fertigkeiten

F81.0 Lese- und Rechtschreibstörung
Beeinträchtigung in der Entwicklung der Lesefertigkeiten, häufig mit Rechtschreibstörungen verbunden

F81.1 isolierte Rechtschreibstörung
Beeinträchtigung in der Entwicklung von Rechtschreibfertigkeiten mit Schwierigkeiten, Wörter mündlich zu buchstabieren und korrekt auszuschreiben

F81.2 Rechenstörung
Beeinträchtigung von grundlegenden Rechenfertigkeiten

F81.3 kombinierte Störung schulischer Fertigkeiten
Beeinträchtigung der Lese-, Rechtschreib- und Rechenfertigkeiten

F82 umschriebene Entwicklungsstörung der motorischen Funktionen
(Entwicklungsdyspraxie, Syndrom des ungeschickten Kindes)

Beeinträchtigung der motorischen Koordination, nicht durch eine spezifische neurologische Störung erklärbar

F83 kombinierte umschriebene Entwicklungsstörungen

Beeinträchtigung des Sprechens und der Sprache, schulischer Fertigkeiten und motorischer Funktionen

F84 tiefgreifende Entwicklungsstörungen

F84.0 frühkindlicher Autismus (Kanner-Syndrom)
Beginn vor dem 30. Lebensmonat, schwere Kontakt- und Beziehungsstörung, motorische Stereotypien, Handlungen mit Zwangscharakter, Sprachstörungen, Veränderungsangst

F84.1 atypischer Autismus (Intelligenzminderung mit autistischen Zügen)
frühkindlicher Autismus mit untypischem Manifestationsalter oder Funktionseinschränkung in nicht allen typischen Bereichen

F84.2 Rett-Syndrom
bei Mädchen auftretender Verlust der Sprache, der lokomotorischen Fähigkeiten und der Gebrauchsfähigkeit der Hände zwischen dem 7. und 24. Lebensmonat; typisches stereotypes „Händewringen“

F84.3 andere desintegrative Störung des Kindesalters (Dementia infantilis; Heller-Syndrom)
Verlust vorher erworbener Fertigkeiten verschiedener Entwicklungsbereiche innerhalb weniger Monate

F84.4 überaktive Störung mit Intelligenzminderung und Bewegungsstereotypien
Hyperaktivität, Aufmerksamkeitsstörungen und stereotype Verhaltensweisen bei schwerer Intelligenzminderung

F84.5 Asperger-Syndrom
für Autismus typische Beeinträchtigungen bei fehlender allgemeiner Entwicklungsstörung

Differentialdiagnose

- Intelligenzminderung (F7); bei gleichzeitigem Bestehen einer Intelligenzminderung ist diese zusätzlich zu kodieren
- spezifische neurologische oder organische Störungen; bei gleichzeitigem Bestehen zusätzliche Kodierung der somatischen Erkrankung
- nicht Folge einer Beeinträchtigung des Seh- oder Hörvermögens
- tritt die Störung im Rahmen von emotionalen und Verhaltensstörungen auf, siehe dort (F9)

Therapeutische Hinweise

Im Gespräch

- bei intensiver logopädischer, motopädischer und heilpädagogischer Behandlung ist die Prognose der meisten umschriebenen Entwicklungsstörungen günstig
- bei den tiefgreifenden Entwicklungsstörungen ist oft eine lebenslange multiprofessionelle Betreuung erforderlich
- Ansprechen von Schuld- und Schamgefühlen insbesondere bei Eltern von schwer gestörten Kindern mit ungünstigen Verläufen
- Hilfs- und Entlastungsangebote aufzeigen

Medikation

- eine spezifische Medikation steht nicht zur Verfügung (außer Epilepsiebehandlung)

Weitere Maßnahmen

- Hinzuziehen eines Facharztes zur Diagnostik und Einleitung einer geeigneten Therapie

F9 VERHALTENS- UND EMOTIONALE STÖRUNGEN MIT BEGINN IN DER KINDHEIT UND JUGEND

- überwiegend durch psychosoziale Belastungsfaktoren ausgelöste Störungen bei Kindern und Jugendlichen

- hyperkinetische Störungen (F90) treten bei Jungen häufiger auf als bei Mädchen; sie sind charakterisiert durch einen frühen Beginn, überaktives Verhalten und deutliche Unaufmerksamkeit mit mangelnder Ausdauer

- die Störungen des Sozialverhaltens (F91) sind durch ein sich wiederholendes und andauerndes Muster dissozialen, aggressiven oder aufsässigen Verhaltens gekennzeichnet; sie können sich in einigen Fällen im Erwachsenenalter zu dissozialen Persönlichkeitsstörungen entwickeln

- emotionale Störungen des Kindesalters (F93) stellen häufig eine Verstärkung normaler Entwicklungsphänomene dar (z.B. Trennungsangst)

- bei den Störungen sozialer Funktionen mit Beginn in der Kindheit und Jugend (F94) handelt es sich um eine heterogene Gruppe von Störungen, die häufig vor dem Hintergrund eines schwerwiegend gestörten Umfelds entstehen

- Ticstörungen (F95) zeigen eine familiäre Häufung und treten bei Jungen häufiger auf als bei Mädchen

- sonstige Verhaltens- und emotionale Störungen mit Beginn in der Kindheit und Jugend (F98) sind eine Restkategorie für weitere in der Kindheit beginnende Störungen, im folgenden wird als Beispiel die Enuresis (F98.0) ausführlicher dargestellt

F90 hyperkinetische Störungen

Symptomatik

- Überaktivität (körperliche Unruhe), z.B. Unfähigkeit, still sitzenzubleiben, ständiger Bewegungsdrang
- schwere Beeinträchtigung, die Aufmerksamkeit aufrechtzuerhalten
- Impulsivität, z.B. nicht abwarten können
- häufig schlechte Schulleistungen und disziplinarische Schwierigkeiten
- die Störung zeigt sich in verschiedenen Situationen (zu Hause, in der Schule, beim Spielen)

Diagnostische Kategorien

F90.0 einfache Aktivitäts- und Aufmerksamkeitsstörung
hyperkinetische Störung mit deutlichem Aufmerksamkeitsdefizit

F90.1 hyperkinetische Störung des Sozialverhaltens
hyperkinetische Störung verbunden mit einer Störung des Sozialverhaltens

Differentialdiagnose

- Störung des Sozialverhaltens bei häufig aggressivem und aufsässigem Verhalten (siehe F91)

Therapeutische Hinweise

Im Gespräch

- hyperkinetisches Verhalten ist oft Folge einer zerebralen Dysfunktion; diese Kinder brauchen spezielle Hilfe, um zu Hause und in der Schule ruhig und aufmerksam zu sein
- den Eltern raten, mit den Lehrern zu sprechen
- Ablenkungen auf ein Mindestmaß verringern (z.B. Kind in der Schule in der ersten Reihe sitzen lassen; Einschränkung des Fernsehens)
- positiv verstärken, wenn das Kind aufmerksam ist

Medikation

- Stimulantien können die Überaktivtität verringern und die Aufmerksamkeit verbessern (z. B. Methylphenidat 15–25 mg tgl., Fenetyllin 25–100 mg tgl. oder Pemolin 60–120 mg tgl.

Weitere Maßnahmen

- vor Beginn einer medikamentösen Behandlung Facharzt hinzuziehen
- verhaltensorientierte Trainingsprogramme
- individuelle Psychotherapie und/oder Familientherapie

F91-F92 Störungen des Sozialverhaltens und kombinierte Störung des Sozialverhaltens und der Emotionen

Symptomatik

- Muster abnormen aggressiven oder aufsässigen Verhaltens mit Streitereien, Tyrannisieren, Grausamkeit, Stehlen, Weglaufen, Lügen, Zündeln, Vandalismus, Schuleschwänzen oder kriminellen Handlungen
- das Verhalten muß entsprechend dem altersgemäßen Entwicklungsniveau beurteilt werden
- kann bei Belastungen zu Hause oder in der Schule auftreten
- inkonsequente Erziehung oder familiäre Konflikte können zur Entstehung störenden Verhaltens beitragen

Diagnostische Kategorien

F91 Störungen des Sozialverhaltens

F91.0 auf den familiären Rahmen beschränkte Störung des Sozialverhaltens
beschränkt sich auf Interaktionen mit Mitgliedern der Kernfamilie oder unmittelbaren Lebensgemeinschaft

F91.1 Störung des Sozialverhaltens bei fehlenden sozialen Bindungen
mit deutlicher Beeinträchtigung der Beziehungen der Betroffenen zu anderen Kindern

F91.2 Störung des Sozialverhaltens bei vorhandenen sozialen Bindungen
mit Beziehungen zu Gleichaltrigen in normalem Ausmaß (z.B. Bandenmitgliedschaft)

F91.3 Störung des Sozialverhaltens mit oppositionellem aufsässigem Verhalten
vorrangig bei jüngeren Kindern ohne delinquente Handlungen

F92 kombinierte Störung des Sozialverhaltens und der Emotionen

F92.0 Störung des Sozialverhaltens mit depressiver Störung
Störung des Sozialverhalens mit andauernder und deutlich depressiver Verstimmung (Interessenverlust, Schulderleben, Hoffnungslosigkeit)

Differentialdiagnose

- gemeinsames Auftreten mit hyperkinetischen Störungen möglich (siehe F90)

Therapeutische Hinweise

Im Gespräch

- eine wirksame Erziehung sollte klar und konsequent sein, aber nicht unnötig streng
- Verständnis zeigen für mögliche Ursachen des schwierigen Verhaltens des Kindes
- soweit möglich, Veränderung belastender Lebensumstände des Kindes
- erwünschtes Verhalten anerkennen und positiv verstärken
- konsequente Erziehung mit klaren und festen Grenzen (dem Kind im voraus die Konsequenzen bei Übertreten dieser Grenzen verdeutlichen und ggfs. sofort und auf jeden Fall durchführen)
- den Eltern raten, diese Ratschläge mit den Lehrern zu erörtern

Medikation

- keine spezifische Medikation

Weitere Maßnahmen

- bei trotz der oben genannten Maßnahmen andauernden schweren Verhaltensstörungen Hinzuziehen eines Facharztes bzw. Hilfe durch sonstige fachspezifische Beratung

F93 emotionale Störungen mit Beginn in der Kindheit

Symptomatik

- plötzlich auftretende unrealistische und unangemessene Befürchtungen, Ängste, Phobien, Rituale und depressive Verstimmungen als Reaktion auf vom Kind zu bewältigende Konflikte oder Entwicklungsanforderungen
- Intensität und Dauer der Symptomatik erreichen ein Ausmaß, das zu erheblichem Leidensdruck und Behandlungsbedürftigkeit führt
- depressive Syndrome im Kindesalter unterscheiden sich deutlich von denen im Jugend- und Erwachsenenalter; dort fehlen typische depressive Symptome (Niedergeschlagenheit, Traurigkeit, Antriebsverminderung, Grübelneigung, Schuldgefühle, Selbstvorwürfe etc.), stattdessen finden sich im Kindesalter wechselnde körperliche Symptome, Appetit- und Schlafstörungen, Passivität, Bequemlichkeit, Gleichgültigkeit
- Angstzustände im Kindesalter sind in der Regel situations- oder objektgebunden

Diagnostische Kategorien

F93.0 emotionale Störung mit Trennungsangst des Kindesalters
im Unterschied zur entwicklungsbedingten Trennungsangst unübliche Ausprägung, abnorme Dauer und deutliche Beeinträchtigung sozialer Funktionen

F93.1 phobische Störung des Kindesalters
besondere Ausprägung spezifischer Befürchtungen

F93.2 Störung mit sozialer Überempfindlichkeit des Kindesalters
Mißtrauen gegenüber Fremden und Angst in neuen Situationen, die über das entwicklungsbedingte Ausmaß hinausgehen, verbunden mit sozialen Beeinträchtigungen

F93.3 emotionale Störung mit Geschwisterrivalität
emotionale Störung nach Geburt jüngerer Geschwister in unüblichem Ausmaß und Dauer, verbunden mit sozialen Beeinträchtigungen

Differentialdiagnose

- Verstimmungszustände bei hirnorganischen Erkrankungen
- reaktive Verstimmungszustände nach schweren Infektionserkrankungen
- Vorstadien einer beginnenden Schizophrenie (F20)

Therapeutische Hinweise

Im Gespräch

- Psychotherapeutische Verfahren erklären und empfehlen (bei Ängsten eher Verhaltenstherapie, bei depressiven Syndromen eher tiefenpsychologisch orientierte Psychotherapie)
- Vermeidung von vorschneller Deutung psychodynamischer Zusammenhänge, was in den Familien oft als Schuldzuweisung wahrgenommen wird
- die Prognose insbesondere bei Angstsyndromen ist bei entsprechender Therapie günstig

Medikation

- Antidepressiva bei schweren depressiven Syndromen (insbesondere im Jugendalter)

Weitere Maßnahmen

- Hinzuziehen eines Facharztes zur Diagnostik und Therapieplanung

F94 Störungen sozialer Funktionen mit Beginn in der Kindheit und Jugend

Symptomatik

- Gruppe von Störungen der sozialen Funktionsfähigkeit mit Beginn in der Kindheit, häufig durch Milieuschäden oder Deprivation bedingt

Diagnostische Kategorien

F94.0 elektiver Mutismus
emotional bedingt Selektivität des Sprechens, häufig verbunden mit Sozialangst, Rückzug, Empfindsamkeit oder Widerstand

F94.1 reaktive Bindungsstörung des Kindesalters
Auffälligkeit mit Furchtsamkeit, Übervorsichtigkeit, wenig Kontakten zu Gleichaltrigen, Unglücklichsein oder Wachstumsverzögerung; meist direkte Folge elterlicher Vernachlässigung oder Mißhandlung

F94.2 Bindungsstörung des Kindesalters mit Enthemmung (Hospitalismus)
aufmerksamkeitssuchendes und wahllos freundliches Verhalten bei wenig engen Beziehungen zu Gleichaltrigen

Differentialdiagnose

- Abgrenzung von den tiefgreifenden Entwicklungsstörungen (z.B. Autismus (F84), einer beginnenden schizophrenen Erkrankung (F20) sowie unspezifischen Beeinträchtigungen infolge psychosozialer Belastungen

Therapeutische Hinweise

Im Gespräch

- Nachfrage nach für das Kind belastenden Faktoren innerhalb der Familie oder des Umfelds, z.B. Alkoholismus eines Elternteils, Armut, fehlende Bezugspersonen
- Eltern sind mit der Versorgung und Erziehung des Kindes überfordert und profitieren von der Unterstützung durch sozialtherapeutische Institutionen
- besteht nach der körperlichen Untersuchung der Verdacht auf Kindesmißhandlung oder erhebliche Verwahrlosung, Kontaktaufnahme zum Jugendamt

Medikation

- keine spezifische medikamentöse Therapie

Weitere Maßnahmen

- fachärztliche Vorstellung zur Einleitung einer geeigneten Therapie

F95 Ticstörungen

Symptomatik

- unwillkürliche, rasche, wiederholte, nicht rhythmische Bewegungen meist umschriebener Muskelgruppen oder plötzlich ausgestoßene Laute ohne erkennbaren Zweck
- Verstärkung unter Belastung, Verschwinden während des Schlafens

Diagnostische Kategorien

F95.0 vorübergehende Ticstörung
häufig Blinzeln, Grimassieren oder Kopfschütteln; nicht länger als 12 Monate anhaltend

F95.1 chronische motorische oder vokale Ticstörung
länger als ein Jahr andauernde motorische oder vokale Tics

F95.2 kombinierte, vokale und multiple motorische Tics (Tourette-Syndrom)
multiple motorische oder vokale Tics mit Persistieren in das Erwachsenenalter (häufig Räuspern, Grunzen, Gebrauch obzöner Wörter)

Differentialdiagnose

- Abzugrenzen von meist komplexeren motorischen Stereotypien bei Autismus (F84) oder Intelligenzminderung (F7) sowie stereotypen Bewegungsstörungen als Einzelsymptom (F98.4)
- Ausschluß einer zugrunde liegenden neurologischen Erkrankung (z.B. Epilepsie)
- kann auch zusammen mit anderen psychischen Störungen des Kindes- und Jugendalters auftreten, z.B. emotionalen Störungen (besonders Zwangsphänomene oder hypochondrische Symptome) und spezifischen Entwicklungsstörungen (F8)

Therapeutische Hinweise

Im Gespräch

- vorübergehende Ticstörungen sind im Kindesalter häufig und bessern sich oft ohne spezifische Behandlung
- es handelt sich um nicht absichtlich herbeigeführte Bewegungen oder Laute, deshalb sind Strafen oder Ausschimpfen nicht hilfreich und Erhöhen nur die emotionale Anspanung

Medikation

- bei der Behandlung chronischer Ticstörungen haben sich Tiaprid und Haloperidol bewährt, die Indikation hierzu sollte durch den Facharzt gestellt werden

Weitere Maßnahmen

- bei länger andauernden Ticstörungen fachärztliche Vorstellung zur Diagnostik und Einleitung einer geeigneten Therapie

F98 andere Verhaltens- und emotionale Störungen mit Beginn in der Kindheit und Jugend

Symptomatik

Als ausführlicheres Beispiel hier Darstellung der Enuresis

- unwillkürlicher Urinabgang bei Tag oder bei Nacht
- kann gelegentlich gemeinsam mit einer emotionalen oder Verhaltensstörung auftreten
- Einnässen ist bei Kindern mit einem geistigen Intelligenzalter von weniger als 4 oder 5 Jahren normal

Diagnostische Kategorien

F98.0 Enuresis
für das Entwicklungsalter untypischer unwillkürlicher Harnabgang am Tag und in der Nacht

F98.1 Enkopresis
willkürliche oder unwillkürliche Stuhlentleerung an dafür nicht üblichen Orten; kann Teil einer umfassenderen Störung sein

F98.2 Fütterstörung im frühen Kindesalter
Nahrungsverweigerung oder extrem wählerisches Eßverhalten; kann von häufigem Würgen begleitet sein

F98.3 Pica im Kindesalter
anhaltender Verzehr nicht eßbarer Substanzen, häufiger bei Intelligenzminderung

F98.4 stereotype Bewegungsstörung
willkürliche, wiederholte, stereotype Bewegungen mit teilweise selbstbeschädigendem Charakter, z. B. Schaukelbewegungen, Kopfanschlagen, Lippenbeißen, häufiger bei Intelligenzminderung

F98.5 Stottern /Stammeln
Stottern: Sprache mit häufigen (klonischen) Wiederholungen oder (tonischen) Dehnungen von Lauten, Silben oder Wörtern; krampfartige Koordinationsstörung der Sprech- und Atemmuskulatur
Stammeln (Dyslalie): Artikulationsschwierigkeiten oder Verwechslung einzelner Laute (Kappazismus, Rhotazismus, Sigmatismus/Lispeln); physiologisches Entwicklungsstadium im Kindesalter

F98.6 Poltern
hohe Sprechgeschwindigkeit mit Abbrüchen des Sprachflusses ohne Wiederholungen oder Verzögerungen

Differentialdiagnose

- Enuresis hat meist keine körperliche Ursache, kann aber aufgrund einer neurologischen Erkrankung, epileptischer Anfälle oder einer strukturellen Anomalie der ableitenden Harnwege auftreten

Therapeutische Hinweise

Im Gespräch

Bei Enuresis

- Enuresis unterliegt nicht der willkürlichen Kontrolle des Kindes; Kinder mit nächtlichem Einnässen sind nicht wach, wenn sie einnässen
- Bestrafung und Ausschimpfen sind nicht hilfreich und können die emotionale Anspannung erhöhen
- falls möglich, sollte das Kind die Verantwortung für die durch das Einnässen ausgelösten Schwierigkeiten und deren Bereinigung übernehmen (z. B. Kleidung, Schlafanzug oder Bettwäsche wechseln)
- Erfolge positiv verstärken (z. B. im Kalender Tage ohne Einnässen markieren)
- Übungen zur Steigerung der Blasenkontrolle im Wachzustand können hilfreich sein (z.B. dem Drang, Wasserzulassen, für immer längere Zeiträume zu widerstehen oder das Wasserlassen in der Mitte zu unterbrechen)
- falls verfügbar, können einfache Alarmsysteme das Kind bei nächtlichem Einnässen wecken und so die Blasenkontrolle verbessern

Medikation

- Imipramin 10–50 mg tgl. in einschleichender Dosierung kann bei nächtlichem Einnässen hilfreich sein

Weitere Maßnahmen

- tritt Enuresis in Zusammenhang mit schweren familiären Konflikten oder schwereren emotionalen Störungen auf, sollte eine psychiatrische oder psychologische Beratung erfolgen, gegebenenfalls Familientherapie
- bei Harnwegsinfektionen, bei tagsüber anhaltender Inkontinenz oder Abnormalitäten des Harnstrahls sollte eine urologische Abklärung erfolgen

Bei den sonstigen diagnostischen Kategorien Hinzuziehen von entsprechender fachlicher Hilfe (Kinder- und Jugendpsychiater, Phoniater, Logopäde etc.)

ÜBERSICHT ÜBER DIE VIERSTELLIGEN DIAGNOSTISCHEN KATEGORIEN

F0 ORGANISCHE, EINSCHLIESSLICH SYMPTOMATISCHER PSYCHISCHER STÖRUNGEN

F00 Demenz bei Alzheimer-Krankheit

- F00.0 Demenz bei Alzheimer-Krankheit mit frühem Beginn
- F00.1 Demenz bei Alzheimer-Krankheit mit spätem Beginn
- F00.2 Demenz bei Alzheimer-Krankheit, atypische oder gemischte Form
- F00.9 nicht näher bezeichnete Demenz bei Alzheimer-Krankheit

F01 vaskuläre Demenz

- F01.0 vaskuläre Demenz mit akutem Beginn
- F01.1 Multiinfarktdemenz
- F01.2 subkortikale vaskuläre Demenz
- F01.3 gemischte (kortikale und subkortikale) vaskuläre Demenz
- F01.8 sonstige vaskuläre Demenz
- F01.9 nicht näher bezeichnete vaskuläre Demenz

F02 Demenz bei sonstigen andernorts klassifizierten Krankheiten

- F02.0 Demenz bei Pick-Krankheit
- F02.1 Demenz bei Creutzfeldt-Jakob-Krankheit
- F02.2 Demenz bei Huntington-Krankheit
- F02.3 Demenz bei Parkinson-Krankheit
- F02.4 Demenz bei Krankheit durch das humane Imundefizienz-Virus (HIV)
- F02.8 Demenz bei sonstigen andernorts klassifizierten Krankheiten

F03 nicht näher bezeichnete Demenz

F04 organisches amnestisches Syndrom, nicht durch Alkohol oder sonstige psychotrope Substanzen bedingt

F05 Delir, nicht durch Alkohol oder sonstige psychotrope Substanzen bedingt

- F05.0 Delir ohne Demenz
- F05.1 Delir bei Demenz
- F05.8 sonstiges Delir
- F05.9 nicht näher bezeichnetes Delir

F06 sonstige psychische Störungen aufgrund einer Schädigung oder Funktionsstörung des Gehirns oder einer körperlichen Krankheit

- F06.0 organische Halluzinose
- F06.1 organische katatone Störung
- F06.2 organische wahnhafte (schizophreniforme) Störungen
- F06.3 organische affektive Störungen
- F06.4 organische Angststörung
- F06.5 organische dissoziative Störung
- F06.6 organische emotional labile (asthenische) Störung
- F06.7 leichte kognitive Störung
- F06.8 sonstige näher bezeichnete psychische Störung aufgrund einer Schädigung oder Funktionsstörung des Gehirns oder einer körperlichen Krankheit
- F06.9 nicht näher bezeichnete psychische Störung aufgrund einer Schädigung oder Funktionsstörung des Gehirns oder einer körperlichen Krankheit

F07 Persönlichkeits- und Verhaltensstörungen aufgrund einer Krankheit, Schädigung oder Funktionsstörung des Gehirns

- F07.0 organische Persönlichkeitsstörung
- F07.1 postenzephalitisches Syndrom
- F07.2 organisches Psychosyndrom nach Schädelhirntrauma
- F07.8 sonstige organische Persönlichkeits- und Verhaltensstörung aufgrund einer Erkrankung, Schädigung oder Funktionsstörung des Gehirns
- F07.9 nicht näher bezeichnete organische Persönlichkeits- und Verhaltensstörung aufgrund einer Krankheit, Schädigung oder Funktionsstörung des Gehirns

F09 nicht näher bezeichnete organische oder symptomatische psychische Störung

F1 PSYCHISCHE UND VERHALTENSSTÖRUNGEN DURCH PSYCHOTROPE SUBSTANZEN

F10 Psychische und Verhaltensstörungen durch Alkohol
F11 Psychische und Verhaltensstörungen durch Opioide
F12 Psychische und Verhaltensstörungen durch Cannabinoide
F13 Psychische und Verhaltensstörungen durch Sedativa oder Hypnotika
F14 Psychische und Verhaltensstörungen durch Kokain
F15 Psychische und Verhaltensstörungen durch sonstige Stimulantien einschließlich Koffein
F16 Psychische und Verhaltensstörungen durch Halluzinogene
F17 Psychische und Verhaltensstörungen durch Tabak
F18 Psychische und Verhaltensstörungen durch flüchtige Lösungsmittel
F19 Psychische und Verhaltensstörungen durch multiplen Substanzgebrauch und Konsum sonstiger psychotroper Substanzen

Mit der vierten Stelle können die klinischen Zustandsbilder näher bezeichnet werden:

F1x.0 akute Intoxikation
F1x.1 schädlicher Gebrauch
F1x.2 Abhängigkeitssyndrom
F1x.3 Entzugssyndrom
F1x.4 Entzugsyndrom mit Delir
F1x.5 psychotische Störung
F1x.6 amnestisches Syndrom
F1x.7 Restzustand und verzögert auftretende psychotische Störung
F1x.8 sonstige psychische oder Verhaltensstörungen
F1x.9 nicht näher bezeichnete psychische oder Verhaltensstörung

F20-F29 SCHIZOPHRENIE, SCHIZOTYPE UND WAHNHAFTE STÖRUNGEN

F20 Schizophrenie

- F20.0 paranoide Schizophrenie
- F20.1 hebephrene Schizophrenie
- F20.2 katatone Schizophrenie
- F20.3 undifferenzierte Schizophrenie
- F20.4 postschizophrene Depression
- F20.5 schizophrenes Residuum
- F20.6 Schizophrenia simplex
- F20.8 sonstige Schizophrenie
- F20.9 nicht näher bezeichnete Schizophrenie

F21 schizotype Störung

F22 anhaltende wahnhafte Störungen

- F22.0 wahnhafte Störung
- F22.8 sonstige anhaltende wahnhafte Störungen
- F22.9 nicht näher bezeichnete anhaltende wahnhafte Störung

F23 akute vorübergehende psychotische Störungen

- F23.0 akute polymorphe psychotische Störung ohne Symptome einer Schizophrenie
- F23.1 akute polymorphe psychotische Störung mit Symptomen einer Schizophrenie
- F23.2 akute schizophreniforme psychotische Störung
- F23.3 sonstige akute vorwiegend wahnhafte psychotische Störung
- F23.8 sonstige akute vorübergehende psychotische Episode
- F23.9 nicht näher bezeichnete akute vorübergehende psychotische Episode

F24 induzierte wahnhafte Störung

F25 schizoaffektive Störungen

- F25.0 schizomanische Störung
- F25.1 schizodepressive Störung
- F25.2 gemischte schizoaffektive Störung
- F25.8 sonstige schizoaffektive Störung
- F25.9 nicht näher bezeichnete schizoaffektive Störung

F28 sonstige nichtorganische psychotische Störungen

F29 nicht näher bezeichnete nichtorganische Psychose

F30-F39 AFFEKTIVE STÖRUNGEN

F30 manische Episode

- F30.0 Hypomanie
- F30.1 Manie ohne psychotische Symptome
- F30.2 Manie mit psychotischen Symptomen
- F30.8 sonstige manische Episoden
- F30.9 nicht näher bezeichnete manische Episode

F31 bipolare affektive Störung

- F31.0 bipolare affektive Störung, gegenwärtig hypomanische Episode
- F31.1 bipolare affektive Störung, gegenwärtig manische Episode, ohne psychotische Symptome
- F31.2 bipolare affektive Störung, gegenwärtig manische Episode, mit psychotischen Symptomen
- F31.3 bipolare affektive Störung, gegenwärtig mittelgradige oder leichte depressive Episode
- F31.4 bipolare affektive Störung, gegenwärtig schwere depressive Episode, ohne psychotische Symptome
- F31.5 bipolare affektive Störung, gegenwärtig schwere depressive Episode mit psychotischen Symtomen
- F31.6 bipolare affektive Störung, gegenwärtig gemischte Episode
- F31.7 bipolare affektive Störung, gegenwärtig remittiert
- F31.8 sonstige bipolare affektive Störungen
- F31.9 nicht näher bezeichnete bipolare affektive Störung

F32 depressive Episode

- F32.0 leichte depressive Episode
- F32.1 mittelgradige depressive Episode
- F32.2 schwere depressive Episode ohne psychotische Symptome
- F32.3 schwere depressive Episode mit psychotischen Symptomen
- F32.8 sonstige depressive Episoden
- F32.9 nicht näher bezeichnete depressive Episode

F33 rezidivierende depressive Störungen

- F33.0 rezidivierende depressive Störung, gegenwärtig leichte Episode
- F33.1 rezidivierende depressive Störung, gegenwärtig mittelgradige Episode
- F33.2 rezidivierende depressive Störung, gegenwärtig schwere Episode ohne psychotische Symptome
- F33.3 rezidivierende depressive Störung, gegenwärtig schwere Episode mit psychotischen Symptomen

F33.4 rezidivierende depressive Störung, gegenwärtig remittiert
F33.8 sonstige rezidivierende depressive Störungen
F33.9 nicht näher bezeichnete depressive Störung

F34 anhaltende affektive Störungen

F34.0 Zyklothymia
F34.1 Dysthymia
F34.8 sonstige anhaltende affektive Störungen
F34.9 nicht näher bezeichnete anhaltende affektive Störung

F38 sonstige affektive Störungen

F38.0 sonstige einzelne affektive Störungen
F38.1 sonstige rezidivierende affektive Störungen
F38.8 sonstige näher bezeichnete affektive Störungen

F39 nicht näher bezeichnete affektive Störung

F40-F48 NEUROTISCHE, BELASTUNGS- UND SOMATOFORME STÖRUNGEN

F40 phobische Störung

- F40.0 Agoraphobie
- F40.1 soziale Phobien
- F40.2 spezifische (isolierte) Phobien
- F40.8 sonstige phobische Störungen
- F40.9 nicht näher bezeichnete phobische Störung

F41 sonstige Angststörungen

- F41.0 Panikstörung (episodisch paroxysmale Angst)
- F41.1 generalisierte Angststörung
- F41.2 Angst und depressive Störung, gemischt
- F41.3 sonstige gemischte Angststörungen
- F41.8 sonstige näher bezeichnete Angststörungen
- F41.9 nicht näher bezeichnete Angststörung

F42 Zwangsstörung

- F42.0 vorwiegend Zwangsgedanken oder Grübelzwang
- F42.1 vorwiegend Zwangshandlungen (Zwangsrituale)
- F42.2 Zwangsgedanken und -handlungen, gemischt
- F42.8 sonstige Zwangsstörungen
- F42.9 nicht näher bezeichnete Zwangsstörung

F43 Reaktionen auf schwere Belastungen und Anpassungsstörungen

- F43.0 akute Belastungsreaktion
- F43.1 posttraumatische Belastungsstörung
- F43.2 Anpassungsstörungen
- F43.8 sonstige Reaktionen auf schwere Belastung
- F43.9 nicht näher bezeichnete Reaktion auf schwere Belastung

F44 dissoziative Störungen (Konversionsstörungen)

- F44.0 dissoziative Amnesie
- F44.1 dissoziative Fugue
- F44.2 dissoziativer Stupor
- F44.3 Trance und Besessenheitszustände
- F44.4 dissoziative Bewegungsstörungen
- F44.5 dissoziative Krampfanfälle
- F44.6 dissoziative Sensibilitäts- und Empfindungsstörungen

F44.7 dissoziative Störungen (Konversionsstörungen), gemischt
F44.8 sonstige dissoziative Störungen (Konversionsstörungen)
F44.9 nicht näher bezeichnete dissoziative Störung (Konversionsstörungen)

F45 somatoforme Störungen

F45.0 Somatisierungsstörung
F45.1 undifferenzierte Somatisierungsstörung
F45.2 hypochondrische Störung
F45.3 somatoforme autonome Funktionsstörung
F45.4 anhaltende somatoforme Schmerzstörung
F45.8 sonstige somatoforme Störungen
F45.9 nicht näher bezeichnete somatoforme Störung

F48 sonstige neurotische Störungen

F48.0 Neurasthenie
F48.1 Depersonalisations-, Derealisationssyndrom
F48.8 sonstige näher bezeichnete neurotische Störungen
F48.9 nicht näher bezeichnete neurotische Störung

F50-F59 VERHALTENSAUFFÄLLIGKEITEN MIT KÖRPERLICHEN STÖRUNGEN UND FAKTOREN

F50 Eßstörungen

- F50.0 Anorexia nervosa
- F50.1 atypische Anorexia nervosa
- F50.2 Bulimia nervosa
- F50.3 atypische Bulimia nervosa
- F50.4 Eßattacken bei sonstigen psychischen Störungen
- F50.5 Erbrechen bei psychischen Störungen
- F50.8 sonstige Eßstörungen
- F50.9 nicht näher bezeichnete Eßstörung

F51 nichtorganische Schlafstörungen

- F51.0 nichtorganische Insomnie
- F51.1 nichtorganische Hypersomnie
- F51.2 nichtorganische Störung des Schlaf-Wach-Rhythmus
- F51.3 Schlafwandeln (Somnambulismus)
- F51.4 Pavor nocturnus
- F51.5 Alpträume
- F51.8 sonstige nichtorganische Schlafstörungen
- F51.9 nicht näher bezeichnete nichtorganische Schlafstörung

F52 sexuelle Funktionsstörungen, nicht bedingt durch eine organische Störung oder Krankheit

- F52.0 Mangel oder Verlust von sexuellem Verlangen
- F52.1 sexuelle Aversion und mangelnde sexuelle Befriedigung
- F52.2 Versagen genitaler Reaktionen
- F52.3 Orgasmusstörung
- F52.4 Ejaculatio praecox
- F52.5 nichtorganischer Vaginismus
- F52.6 nichtorganische Dyspareunie
- F52.7 gesteigertes sexuelles Verlangen
- F52.8 sonstige sexuelle Funktionsstörungen, nicht bedingt durch eine organische Störung oder Krankheit
- F52.9 nicht näher bezeichnete sexuelle Funktionsstörung, nicht bedingt durch eine organische Störung oder Krankheit

F53 psychische und Verhaltensstörungen im Wochenbett, nicht andernorts klassifizierbar

- F53.0 leichte psychische und Verhaltensstörungen im Wochenbett, nicht andernorts klassifizierbar
- F53.1 schwere psychische und Verhaltensstörungen im Wochenbett, nicht andernorts klassifizierbar
- F53.8 sonstige psychische und Verhaltensstörungen im Wochenbett, nicht andernorts klassifizierbar
- F53.9 nicht näher bezeichnete psychische Störung im Wochenbett

F54 psychische Faktoren und Verhaltenseinflüsse bei andernorts klassifizierten Krankheiten

F55 Mißbrauch von nicht abhängigkeitserzeugenden Substanzen

- F55.0 Antidepressiva
- F55.1 Laxantien
- F55.2 Analgetika
- F55.3 Antazida
- F55.4 Vitamine
- F55.5 Steroide oder Hormone
- F55.6 näher bezeichnete Naturheilmittel
- F55.8 sonstige nicht abhängigkeitserzeugende Substanzen
- F55.9 nicht näher bezeichnete

F59 nicht näher bezeichnete Verhaltensauffälligkeiten mit körperlichen Störungen und Faktoren

F60-F69 PERSÖNLICHKEITS- UND VERHALTENSSTÖRUNGEN

F60 Persönlichkeitsstörungen

- F60.0 paranoide Persönlichkeitsstörung
- F60.1 schizoide Persönlichkeitsstörung
- F60.2 dissoziale Persönlichkeitsstörung
- F60.3 emotional instabile Persönlichkeitsstörung
- F60.4 histrionische Persönlichkeitsstörung
- F60.5 anankastische Persönlichkeitsstörung
- F60.6 ängstliche (vermeidende) Persönlichkeitsstörung
- F60.7 abhängige Persönlichkeitsstörung
- F60.8 sonstige näher bezeichnete Persönlichkeitsstörungen
- F60.9 nicht näher bezeichnete Persönlichkeitsstörung

F61 kombinierte und sonstige Persönlichkeitsstörungen

- F61.0 kombinierte Persönlichkeitsstörungen
- F61.1 störende Persönlichkeitsänderungen

F62 andauernde Persönlichkeitsänderungen, nicht Folge einer Schädigung oder Krankheit des Gehirns

- F62.0 andauernde Persönlichkeitsänderung nach Extrembelastung
- F62.1 andauernde Persönlichkeitsänderung nach psychischer Krankheit
- F62.8 sonstige andauernde Persönlichkeitsänderungen
- F62.9 nicht näher bezeichnete andauernde Persönlichkeitsänderung

F63 abnorme Gewohnheiten und Störungen der Impulskontrolle

- F63.0 pathologisches Glücksspiel
- F63.1 pathologische Brandstiftung (Pyromanie)
- F63.2 pathologisches Stehlen (Kleptomanie)
- F63.3 Trichotillomanie
- F63.8 sonstige abnorme Gewohnheiten und Störungen der Impulskontrolle
- F63.9 nicht näher bezeichnete abnorme Gewohnheit oder Störung der Impulskontrolle

F64 Störungen der Geschlechtsidentität

- F64.0 Transsexualismus
- F64.1 Transvestitismus unter Beibehaltung beider Geschlechtsrollen
- F64.2 Störung der Geschlechtsidentität des Kindsalters
- F64.8 sonstige Störungen der Geschlechtsidentität
- F64.9 nicht näher bezeichnete Störung der Geschlechtsidentität

F65 Störungen der Sexualpräferenz

F65.0 Fetischismus
F65.1 fetischistischer Transvestitismus
F65.2 Exhibitionismus
F65.3 Voyeurismus
F65.4 Pädophilie
F65.5 Sadomasochismus
F65.6 multiple Störungen der Sexualpräferenz
F65.8 sonstige Störungen der Sexualpräferenz
F65.9 nicht näher bezeichnete Störung der Sexualpräferenz

F66 psychische und Verhaltensprobleme in Verbindung mit der sexuellen Entwicklung und Orientierung

F66.0 sexuelle Reifungskrise
F66.1 ichdystone Sexualorientierung
F66.2 sexuelle Beziehungsstörung
F66.8 sonstige psychosexuelle Entwicklungsstörungen
F66.9 nicht näher bezeichnete psychosexuelle Entwicklungsstörung

F68 sonstige Persönlichkeits- und Verhaltensstörungen

F68.0 Entwicklung körperlicher Symptome aus psychischen Gründen
F68.1 artifizielle Störung (absichtliches Erzeugen oder Vortäuschen von körperlichen oder psychischen Symptomen oder Behinderungen)
F68.8 sonstige näher bezeichnete Persönlichkeits- und Verhaltensstörungen

F69 nicht näher bezeichnete Persönlichkeits- und Verhaltensstörung

F70-F79 INTELLIGENZMINDERUNG

F70 leichte Intelligenzminderung

F71 mittelgradige Intelligenzminderung

F72 schwere Intelligenzminderung

F73 schwerste Intelligenzminderung

F78 sonstige Intelligenzminderungen

F79 nicht näher bezeichnete Intelligenzminderung

Mit der vierten Stelle kann das Ausmaß der begleitenden Verhaltensstörung näher gekennzeichnet werden:

F7x.0 keine oder nur minimale Verhaltensauffälligkeit
F7x.1 deutliche Verhaltensauffälligkeit, die Beobachtung oder Behandlung erfordert
F7x.8 sonstige Verhaltensauffälligkeiten
F7x.9 Verhaltensauffälligkeiten nicht erwähnt

F80-F89 ENTWICKLUNGSSTÖRUNGEN

F80 umschriebene Entwicklungsstörungen des Sprechens und der Sprache

- F80.0 Artikulationsstörung
- F80.1 expressive Sprachstörung
- F80.2 rezeptive Sprachstörung
- F80.3 erworbene Aphasie mit Epilepsie (Landau-Kleffner-Syndrom)
- F80.8 sonstige Entwicklungsstörungen des Sprechens und der Sprache
- F80.9 nicht näher bezeichnete Entwicklungsstörung des Sprechens und der Sprache

F81 umschriebene Entwicklungsstörungen schulischer Fertigkeiten

- F81.0 Lese- und Rechtschreibstörung
- F81.1 isolierte Rechtschreibstörung
- F81.2 Rechenstörung
- F81.3 kombinierte Störung schulischer Fertigkeiten
- F81.8 sonstige Entwicklungsstörungen schulischer Fertigkeiten
- F81.9 nicht näher bezeichnete Entwicklungsstörung schulischer Fertigkeiten

F82 umschriebene Entwicklungsstörung der motorischen Funktionen

F83 kombinierte umschriebene Entwicklungsstörungen

F84 tiefgreifende Entwicklungsstörungen

- F84.0 frühkindlicher Autismus
- F84.1 atypischer Autismus
- F84.2 Rett-Syndrom
- F84.3 sonstige desintegrative Störung des Kindesalters
- F84.4 überaktive Störung mit Intelligenzminderung und Bewegungsstereotypien
- F84.5 Asperger-Syndrom
- F84.8 sonstige tiefgreifende Entwicklungsstörungen
- F84.9 nicht näher bezeichnete tiefgreifende Entwicklungsstörung

F88 sonstige Entwicklungsstörungen

F89 nicht näher bezeichnete Entwicklungsstörung

F90-F98 VERHALTENS- UND EMOTIONALE STÖRUNGEN MIT BEGINN IN DER KINDHEIT UND JUGEND

F90 hyperkinetische Störungen

- F90.0 einfache Aktivitäts- und Aufmerksamkeitsstörung
- F90.1 hyperkinetische Störung des Sozialverhaltens
- F90.8 sonstige hyperkinetische Störungen
- F90.9 nicht näher bezeichnete hyperkinetische Störung

F91 Störung des Sozialverhaltens

- F91.0 auf den familiären Rahmen beschränkte Störung des Sozialverhaltens
- F91.1 Störung des Sozialverhaltens bei fehlenden sozialen Bindungen
- F91.2 Störung des Sozialverhaltens bei vorhandenen sozialen Bindungen
- F91.3 Störung des Sozialverhaltens mit oppositionellem aufsässigem Verhalten
- F91.8 sonstige Störungen des Sozialverhaltens
- F91.9 nicht näher bezeichnete Störung des Sozialverhaltens

F92 kombinierte Störung des Sozialverhaltens und der Emotionen

- F92.0 Störung des Sozialverhaltens mit depressiver Störung
- F92.8 sonstige kombinierte Störungen des Sozialverhaltens und der Emotionen
- F92.9 nicht näher bezeichnete kombinierte Störung des Sozialverhaltens und der Emotionen

F93 emotionale Störungen des Kindesalters

- F93.0 emotionale Störung mit Trennungsangst des Kindesalters
- F93.1 phobische Störung des Kindesalters
- F93.2 Störung mit sozialer Überempfindlichkeit des Kindesalters
- F93.3 emotionale Störung mit Geschwisterrivalität
- F93.8 sonstige emotionale Störungen des Kindesalters
- F93.9 nicht näher bezeichnete emotionale Störung des Kindesalters

F94 Störungen sozialer Funktionen mit Beginn in der Kindheit und Jugend

- F94.0 elektiver Mutismus
- F94.1 reaktive Bindungsstörung des Kindesalters
- F94.2 Bindungsstörung des Kindesalters mit Enthemmung
- F94.8 sonstige Störungen sozialer Funktionen im Kindesalter
- F94.9 nicht näher bezeichnete Störung sozialer Funktionen im Kindesalter

F95 Ticstörungen

F95.0 vorübergehende Ticstörung
F95.1 chronische motorische oder vokale Ticstörung
F95.2 kombinierte, vokale und multiple motorische Tics (Tourette-Syndrom)
F95.8 sonstige Ticstörungen
F95.9 nicht näher bezeichnete Ticstörung

F98 sonstige Verhaltens- und emotionale Störungen mit Beginn in der Kindheit und Jugend

F98.0 Enuresis
F98.1 Enkopresis
F98.2 Fütterstörung im frühen Kindesalter
F98.3 Pica im Kindesalter
F98.4 stereotype Bewegungsstörung
F98.5 Stottern/Stammeln
F98.6 Poltern
F98.8 sonstige näher bezeichnete Verhaltens- und emotionale Störungen mit Beginn in der Kindheit
F98.9 nicht näher bezeichnete Verhaltens- und emotionale Störung mit Beginn in der Kindheit und Jugend

F99 NICHT NÄHER BEZEICHNETE PSYCHISCHE STÖRUNG

VERZEICHNIS DER ANGEGEBENEN PSYCHOPHARMAKA

Acamprosat	Campral®
Amitriptylin	Amineurin®, Amitriptylin Desitin®, Amitriptylinneuraxpharm®, Laroxyl®, Novoprotect®, Saroten®
Biperiden	Akineton®, Biperidenneuraxpharm®, Biperidenratiopharm®, Desiperiden®, Norakin N®
Carbamazepin	Carbamazepin 200 Heumann®, Carbamazepinneuraxpharm 200®, Carbamazepinratiopharm 200®, Finlepsin®, Fokalepsin®, Sirtal® Tegretal®, Timonil®
Chloralhydrat	Chloraldurat®
Chlorprothixen	Taractan®, Truxal®
Citalopram	Cipramil®, Sepram®
Clomethiazol	Distraneurin®
Clomipramin	Anafranil®, Hydiphen®
Clozapin	Leponex®
Cyproteronazetat	Androcur®
Desipramin	Pertofran®, Petylyl®
Diazepam	Diazepam Desitin®, Diazepam-Lipuro®, Diazepamratiopharm®, Diazepam Stada®, Diazepam Weimar®, Duradiazepam®,Lamra®, Stesolid®, Tranquase®, Tranquo-Tablinen®, Valium®
Dihydroergotoxin	Circanol®, Dacoren®, DCCK®, Defluina N®, DH-Tox-Tablinen forte®, Ergodesit®, Ergoplus®, Hydergin®, Hydro-Cebralratiopharm®, Nehydrin N®, Novofluen®, Orphol®, Sponsin®
Donepezil	Aricept®
Doxepin	Aponal®, Doxepinneuraxpharm®, Sinquan®

Fenetyllin	Captagon®
Fluoxetin	Fluctin®
Ginkgo biloba	Gingium®, Ginkgo 405 Duopharm®, Ginkgo-Dragees®, Ginkgo Heumann® Ginkobil N ratiopharm®, Ginkodilat®, Ginkopur®, Isoginkgo®, Kaveri®, Rökan®, Tebonin®
Haloperidol	Buteridol®, Duraperidol®, Haldol-Janssen®, Haloperidol-Gry®, Haloperidolneurax®, Haloperidolratiopharm®, Haloperidol-Rotexmedica®, Haloperidol Stada®, Sigaperidol®
Imipramin	Imipraminneurax®, Pryleugan®, Tofranil®
Johanniskrautextrakt	Aristoforat®, Cesradyston® 200, Esbericum®, Hyperforat®, Jarsin® 300, Kneipp® Johanniskrautpflanzensaft N, Kneipp® Pflanzendragees Johanniskraut 300, Lophakomp®-Hypericum, Neuroplant forte®, Psychotonin® forte, Psychotonin® M, Rephahyval®, Turineurin®
Lithium	Quilonum® (Lithiumazetat), Lithiumaspartat® (Lithiumaspartat), Hypnorex retard®, Leukominerase®, Li 450 „Ziethen“®, Lithium „Apogepha“®, Quilonum retard® (Lithiumkarbonat), Lithium-Duriles® (Lithiumsulfat)
L-Tryptophan	Ardeytropin®, Kalma®, Lyphan®
Melperon	Eunerpan®
Methadon	L-Polamidon Hoechst®
Methylphenidat	Ritalin®
Mirtazapin	Remergil®
Moclobemid	Aurorix®
Nimodipin	Nimotop®
Olanzapin	Zyprexa®
Paroxetin	Seroxat®, Tagonis®

Pemolin	Hyperilex®
Promethazin	Atosil®, mono®, Promethazin 5 Berlin Chemie Sirup®, Promethazinneuraxpharm®, Prothazin liquidum®
Prothipendyl	Dominal®
Risperidon	Risperdal®
Tacrin	Cognex®
Tiaprid	Tiapridex®
Valproinsäure	Convulex®, Ergenyl®, Leptilan®, Orfiril®
Zolpidem	Bikalm®, Stilnox®

Anzeigen: